WINDSOR VERLAG
www.windsor-verlag.com

Umschlaggestaltung: Julia Evseeva
Titelfoto: © Patrizia Tilly - Fotolia.com
Layout: Julia Evseeva

Verlag: Windsor Verlag
ISBN: 978-1-938699-09-2

Der Autor hat bei der Erstellung des Buches nach besten Wissen und Gewissen gehandelt. Er übernimmt keinerlei Gewährleistung bezüglich Vollständigkeit, Genauigkeit und Praktikabilität, der in diesem Buch vorgestellten Informationen. Es werden ferner keinerlei Garantien bezüglich der zu erzielenden Erfolgschancen gegeben. Dieses Buch ersetz keine Diagnose und keine medizinische Behandlung. Jeder Leser trägt selbst die Verantwortung für die Nutzung und Umsetzung der hier vorgestellten Informationen. Eine Haftung für Fehler ist ausgeschlossen.

Birgit Henke

Gesund und fit im Büro

Inhaltsverzeichnis

Einleitung

War früher das Arbeitsleben hauptsächlich durch körperliche Arbeit geprägt, so werden heute sehr viele berufliche Tätigkeiten überwiegend sitzend verrichtet. Hinzu kommen oft unregelmäßiges Essen, der schnelle Imbiss zwischendurch, die Mahlzeit in der Kantine und abends meist dann das „Zubereiten" von Fertiggerichten, in Folge von Zeitmangel, Stress und Müdigkeit.

Kein Wunder, dass unser Körper irgendwann rebelliert. Plötzlich siedeln sich Fettpölsterchen an, man fühlt sich abgespannt, gestresst, antriebslos und leidet oft unter der „Frühjahrsmüdigkeit" und das auch im Herbst und Winter. Zudem klagen wir über Rückenprobleme, Kopfschmerzen bis hin zur Migräne und anderen kleineren und größeren Wehwehchen.

All diese Faktoren bedeuten für unseren Körper Stress. Sicher, Stress kann für kurze Zeit ganz gut sein. Jedoch sollten wir es tunlichst vermeiden, ständigem Druck und Stress ausgesetzt zu sein.

Stress macht nicht nur dick, er verursacht unter anderem auch Bluthochdruck, lässt den Blutzuckerspiegel steigen, führt zu Migräne und Herz-Kreislauferkrankungen.

Schauen Sie sich die häufigsten Beschwerden der Deutschen an:

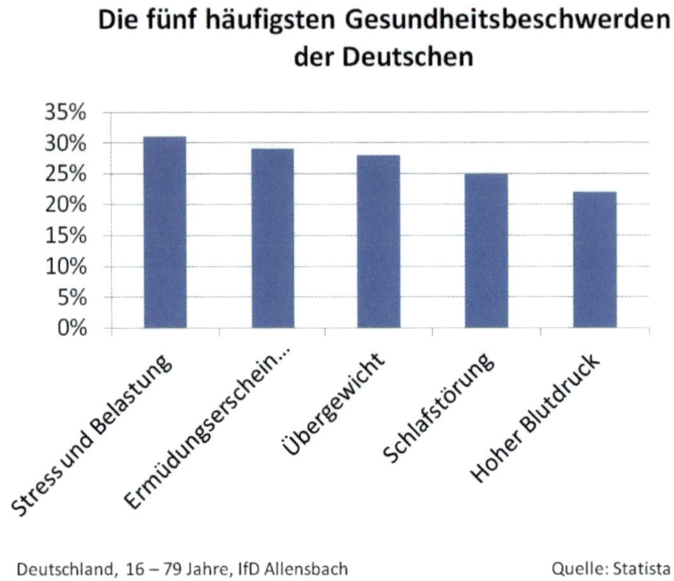

Sie sehen, dass all diese Faktoren auf Stress zurückzuführen sind. Setzen Sie sich ständigem Stress aus, geraten Sie in einen Teufelskreis, aus dem es sehr schwer wird, wieder auszubrechen.

Beginnen Sie also JETZT mit einer gesünderen Lebensweise, damit Sie wieder vitaler, gesünder und leistungsfähiger werden. Ja, ich kann Ihre Gedanken erahnen. Wie soll das funktionieren – gesunde Lebensweise – bei dem Stress, dem ich ständig ausgesetzt bin? Und habe ich Recht? Genau das haben Sie jetzt gedacht. Wieso aber halten Sie denn dann jetzt dieses Buch in der Hand? Zeigt es nicht, dass Sie an Ihrer bisherigen Situation etwas verändern wollen? Zeigt es nicht, dass Sie endlich aus dieser Spirale rauskommen wollen und für sich und Ihre Gesundheit etwas tun wollen?

Sicher wird es im ersten Moment nicht ganz einfach sein, das Bisherige komplett umzustellen. Schließlich haben wir uns daran gewöhnt. Und Gewohnheiten ändert man eben nicht gern, denn das ist ja meist unbequem. Wenn Sie aber jetzt keine Zeit für Ihre Gesundheit haben, werden Sie früher oder später sehr, sehr viel Zeit mit Ihrer(n) Krankheit(en) haben. Mit den nun folgenden kleinen, aber sehr effektiven Tipps können Sie Schritt-für-Schritt Ihren Stress reduzieren, eine gesunde Lebensweise in Ihren Berufsalltag integrieren und zur neuen Gewohnheit werden lassen.

Fit durch gesundes Essen

Wer kennt das nicht? Bereits morgens nach dem Aufstehen befinden sich die meisten von uns schon wieder im Alltagsstress.

Keine Zeit zu frühstücken, eine Tasse Kaffee für unterwegs muss reichen. Im Büro angekommen, holt einem der Arbeitsstress auch schon wieder ein - und eigentlich bleibt für ein entspanntes und gesundes Mittagessen auch kaum Zeit.

Die Folge, man greift mal eben schnell zur Schokolade, zum Keks oder zu anderen Dingen, die nebenbei gegessen werden können. Natürlich wundern wir uns dann, warum es uns schnell wieder nach Süßem verlangt und die Pfunde stetig steigen oder wir uns im Allgemeinen schlapp, antriebslos und müde fühlen.

Warum also fit durch gesunde Ernährung?
Weil eine ungesunde Ernährung - nun ich drücke es mal etwas bildlicher aus - dick und doof macht. Warum das so ist, erkläre ich Ihnen gleich.

Es ist schon lange bekannt, dass sich ungesunde Ernährung und Übergewicht auf unseren Organismus schädlich auswirken. Zwei aktuelle US-amerikanische Studien haben herausgefunden, dass eine ungesunde Ernährung und Übergewicht direkt das Gehirn schädigen können. Die erste Studie, welche vom Fachmagazin „Brain" veröffentlicht wurde, stammt von einem Forscherteam um Antonio Convit vom Nathan Kline Institut für Psychiatrieforschung in New York.

Die zweite Studie ist von Terry Davidson und seinem Doktoranden Scott Kanoski von der Purdue Universität in West Lafayette, Illinois. Beide Studien wurden absolut unabhängig voneinander durchgeführt, und erstaunlicher Weise kommen sie zu sehr ähnlichen Ergebnissen und sind sich in einem Punkt einig: Übergewicht und auch schlechte Ernährung schädigen das Gehirn. Diese Schäden im Hirn wirken sich wiederum negativ auf die Ernährung aus. Kurz gesagt: Wer langfristig falsch und zu viel isst, schädigt das zentrale Nervensystem mit der Folge, dass diese Schäden das Essverhalten noch weiter außer Kontrolle geraten lassen. Da es in diesem Buch jedoch nicht um Übergewicht geht, werde ich im Folgenden etwas näher auf die Studie von Terry Davidson eingehen.

Allgemein bekannt ist, dass Zucker und Fett bei der Nahrungsaufnahme keine günstige Kombination darstellen. Welche Ausmaße diese Kombination jedoch annehmen, verdeutlicht Terry Davidson sehr genau in seiner Studie. Beide Nahrungsbestandteile - also Zucker und Fett (und diese sind gerade in Fertignahrung und Fastfood mehr als reichlich vorhanden) werden für Schädigungen des Hippocampus verantwortlich gemacht. Der Hippocampus ist der Teil des Gehirns, welcher unser Gedächtnis, sowie unser Lern- und Erinnerungsvermögen reguliert. Bereits während der Aufnahme „falscher" Lebensmittel tritt eine Verminderung des Denkvermögens ein.

Die Wechselwirkung zwischen Ernährung und Hirnschäden entstehen laut Terry Davidson bereits in einem sehr frühen Stadium. Warum das so ist, erklären die Experten damit, dass der Hippocampus am besten durchblutet ist und somit auch schnell mit den schädlichen Stoffen in der Blutbahn in Kontakt kommt.

Aber nun die gute Nachricht: Es ist nicht zu spät, mit der Umstellung auf eine gesunde Ernährung zu beginnen, um Schäden vorzubeugen bzw. wieder rückgängig machen zu können.

Da in dieser Studie auch Diabetespatienten eingeschlossen waren, wurde anhand von MRT-Untersuchungen (Magnetresonanz-Untersuchung) festgestellt, dass sich die Denkleistung dieser besserte, sobald diese auf eine gesunde Ernährung umgestellt hatten.

Das zeigt also, dass die Schäden im Gehirn nicht auf einer Zerstörung des Gewebes beruhen, sondern wieder umkehrbar sind. Eine Ernährungsumstellung könnte also wieder zu einer deutlichen Verbesserung der Hirnleistung führen.

Die Studie zeigt weiterhin, dass wir ausreichend gesunde Nährstoffe benötigen, um konzentriert und leistungsfähig zu sein und zu bleiben.

Fit durch gesundes Frühstück

Warum ist das Frühstück so wichtig? In der Nacht „entlädt“ sich unser Kohlenhydratspeicher. Dieser muss am Morgen wieder aufgefüllt werden, um leistungsfähig zu sein. Wer dann das Frühstücken ausfallen lässt, riskiert bereits in den Vormittagsstunden ein Leistungstief. Man greift folglich schneller zu ungesunden Sattmachern.

Nehmen Sie sich also morgens die Zeit, um wenigsten ein Glas Buttermilch zu trinken oder einen Naturjoghurt mit frischem Obst zu essen. Ein paar Nüsse oder Samen (Bsp. Leinsamen) dazu und Ihr Energiespeicher ist ausreichend gefüllt für einen aktiven Start in den Büroalltag. Unser Gehirn benötigt Zucker, um leistungsfähig zu sein. Das ist soweit richtig. Zwar verbrauchen wir beim Denken nicht so viele Kalorien wie bei körperlicher Arbeit, aber unser Gehirn ist auf eine ständige Energieversorgung angewiesen, um dauerhaft leistungsfähig zu bleiben.

Die einzige Energiequelle ist Glukose - Zucker welcher im Blut gelöst ist. Es ist daher also wichtig für einen stabilen Blutzuckerspiegel zu sorgen. Genau hier denken viele völlig falsch. Denn sowohl Traubenzucker als auch alle anderen Zuckerarten, welche Sie durch Süßigkeiten oder Kohlenhydrate wie Weißbrot, Nudel und Co zu sich nehmen, bewirken genau das Gegenteil. Diese lassen den Blutzucker rasant ansteigen und genauso schnell wieder absinken. Das Resultat ist ein ständiger Kreislauf zwischen Leistungstiefs und kurzzeitigen Leistungshochs.

Unser Gehirn benötigt Zucker - und zwar morgens! Diesen können Sie durch Obst zuführen. Denn die darin enthaltene Fructose ist Fruchtzucker und reicht dem Gehirn aus, um leistungsfähig zu sein und zu bleiben.

Um dann tagsüber einen konstanten Blutzuckerspiegel zu halten, sollten Sie sich an eiweißhaltige Produkte halten, und diese mit vielen Ballaststoffen in Form von Gemüse kombinieren. Natürlich spricht auch nichts gegen Vollkornprodukte, aber Sie sollten wissen, dass alle stärkehaltigen Produkte von unserem Körper in Zucker umgewandelt werden. Um Leistungstiefs zu vermeiden, halten Sie sich also lieber an Zwischenmahlzeiten bestehend aus kalorienarmen Obstsorten, Gemüse und eiweißhaltigen Lebensmitteln.

Denken Sie aber daran, eine Zwischenmahlzeit ist keine Hauptmahlzeit.

Fit durch das RICHTIGE Essen

Auch das richtige Essen ist ausschlaggebend für einen vitalen und gesunden Büroalltag.

Um fit, schlank und gesund durch den Büroalltag zu kommen, ist neben dem „Was“ genauso auch das „Wie wir essen“ wichtig. Mal eben schnell zwischen den Meetings einen Snack hinuntergeschlungen oder das Mittagessen schnell eingenommen, ist für unseren Magen purer Stress. Hinzu kommt, dass unser Magen Zeit braucht, um das Sättigungssignal vom Gehirn zu empfangen. Genau gesagt, braucht er 20 Minuten. Ein weiterer Punkt ist, dass beim „Schlingen“ große Stücke an Nahrung in unseren Magen gelangen und diese unter Schwerstarbeit verdaut werden müssen. Der Magen muss also mehr Magensäure produzieren, als bei gut durchgekauten Mengen. Die Folge ist Sodbrennen.

Was aber ist das RICHTIGE Essen?
Das ist eine berechtigte Frage. Zumal man die meiste Zeit der Woche auf Arbeit verbringt. Also oft acht Stunden pro Tag und das fünf Tage die Woche. Da ist es allzu verständlich, dass man kaum noch Gedanken an eine gesunde Ernährung verschwendet - wie auch, wenn man sowieso auf „Außer-Haus- Speisen“ angewiesen ist. Wenn dann auch noch in Stresszeiten ein Meeting dem anderen folgt, bleibt oft kaum noch Zeit für ein Mittagessen, geschweige denn, dieses in Ruhe einzunehmen. Denkt man. Was macht man? Entweder man übergeht den Hunger oder man schlingt mal eben schnell zwischen Tür und Angel einen Schokoriegel oder irgendetwas anderes in sich hinein.

Und jetzt wundern Sie sich noch, warum Sie mittags immer müde sind bzw. Ihre Leistungsfähigkeit immer mehr nachlässt? Wenn Sie also leistungsfähig bleiben bzw. wieder werden möchten, dann sollten Sie auf eine gesunde und ausgewogene Ernährung- auch während der Arbeit- achten:

1. Gesunde Zwischenmahlzeiten vermeiden Leistungstiefs. Diese sollten vorrangig aus Gemüse, Obst, Joghurt oder Quarkspeisen bestehen.
2. Leere Kohlenhydrate (z.Bsp. Weißbrot, Nudeln, Kartoffeln, Reis und Co) machen Sie schnell wieder hungrig und müde. Greifen Sie stattdessen zu Vollkornprodukten, Gemüse und Obst. Tipp: Beginnen Sie diesen Schritt, indem Sie abends die leeren Kohlenhydrate weglassen. Das können Sie dann später weiter ausdehnen.
3. Nehmen Sie sich täglich fünf verschiedene Gemüse- und Obststückchen mit auf Arbeit. So bekommt Ihr Körper auch während der Bürozeit genügend Vitalstoffe.
4. Jede Mahlzeit sollte aus Obst, Gemüse oder Salat bestehen.
5. Meiden Sie alle Arten von Zucker, auch die versteckten.
6. Nehmen Sie sich Zeit beim Essen. Das heißt, setzen Sie sich hin und konzentrieren Sie ich auf die Mahlzeit –ohne nebenbei Telefonate zu führen, E-Mails zu lesen etc. Denken Sie daran: Das Sättigungsgefühl tritt erst nach ca. 20 Minuten ein.
7. Trinken Sie über den Durst. Trinken Sie mindestens 2 Liter Wasser oder ungesüßte Tees am Tag. So bleiben Sie leistungsfähig.
8. Legen Sie sich eine Packung Mandeln oder Walnüsse in die Schreibtischschublade. Das sind schnelle Energielieferanten und versorgen den Körper zudem mit wichtigen Fetten.

Fit durch weniger Kohlenhydrate

Mehr als 50 Prozent der Deutschen leiden an Übergewicht, jeder 5. ist bereits fettleibig, Tendenz steigend. Das Fatale daran ist, das bereits mehr als die Hälfte dieser an den Folgen von Übergewichtigkeit sterben. Hier sehen Sie eine Statistik mit den 10 häufigsten Risikofaktoren an Sterbefällen in Deutschland.

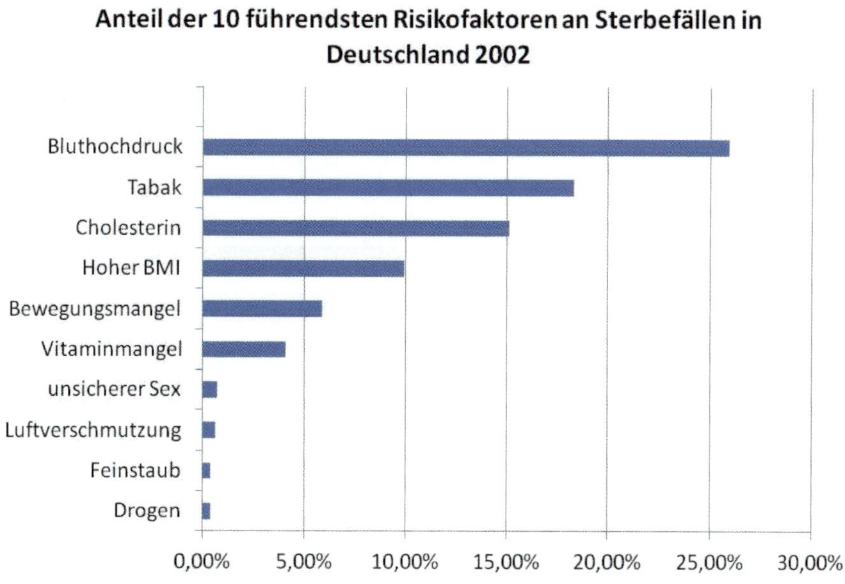

Quelle: Statista / WHO Deutschland

An erster Stelle ist Bluthochdruck angegeben. Bluthochdruck kann die Folge von Übergewicht und Fettleibigkeit sein. Bluthochdruck kann ebenfalls durch permanenten Stress entstehen.

Wir begeben uns hier in einen Teufelskreis, wenn wir nicht rechtzeitig die Reißleine ziehen.

Was hat das aber jetzt mit dem Verzehr von schnell verfügbaren Kohlenhydraten zu tun? Ganz einfach. Alle Kohlenhydrate sind Energielieferanten. Allerdings liefern diese Energie in Form von Zucker. Diese Menge an Zucker kann unser Körper aber nicht mehr verarbeiten. Wie ich bereits erwähnt habe, benötigt zwar unser Gehirn Zucker, aber nur morgens und die Menge die benötigt wird, wird mit etwas Obst schon abgedeckt.

Nun werden unserem Körper aber noch in Form von leeren Kohlenhydraten, (z.B. durch Fertiggerichte, süße Getränke, kleine Schokostückchen am Nachmittag) weitere Mengen an Zucker zugeführt. Dieser Zucker ist für unseren Stoffwechsel und vor allem für unsere Blutgefäße eine enorme Belastung. Somit ist unser Körper einer ständigen Überbelastung ausgesetzt. Die Folge sind das Entstehen von Übergewicht, Fettstoffwechselstörungen, Arteriosklerose, Herz-Kreislauf-Erkrankungen, Krebs, Diabetes usw. Hinzu kommt noch der chronische Bewegungsmangel. Wir führen unserem Körper also immer mehr Energie zu, als er tatsächlich verarbeiten kann. Das kann natürlich nicht gut gehen.

Mein Tipp: Lassen Sie soweit es geht die leeren Kohlenhydrate weg, und geben Sie Ihrem Körper das, was er benötigt: langsam verwertbare Kohlenhydrate in Form von Obst, Gemüse und Salat in Kombination mit proteinreichen Lebensmitteln wie Fisch, mageres Fleisch und Hülsenfrüchte.

Fit durch Vitalstoffe

Was sind Vitalstoffe?
Wie der Begriff selbst schon beschreibt, geht es hier um Stoffe des „Lebens“ (vita = Leben). Leider stehen das Verhältnis zwischen dem Verbrauch unseres Körpers und unser Konsum von Vitalstoffen in einem absoluten Missverhältnis.

Warum das so ist, werde ich Ihnen gleich erzählen. Zunächst aber möchte ich Ihnen die Vitalstoffe etwas genauer definieren. Vitalstoffe sind lebensnotwendige Stoffe, welche auch als Sammelbegriff für Vitamine, Mineralstoffe, sekundäre Pflanzenstoffe, bestimmte Fettsäuren und essentielle Aminosäuren stehen. Sie sind eine Grundvoraussetzung, damit die Nährstoffe wie Kohlenhydrate, Fette und Eiweiße verdaut werden und somit über unseren Stoffwechsel richtig verteilt werden können.

Fehlt auch nur ein Teil dieser biologischen Wirkstoffe oder besteht ein Mangel daran, kommt es auf Dauer zu Störungen im Stoffwechsel. Die Folge ist das Entstehen zahlreicher Erkrankungen aber auch das Entstehen von Übergewicht. Beängstigend ist, dass wir ja im vermeintlichen Überfluss leben und dennoch unterversorgt sind. Den meisten von uns fehlen nämlich die wichtigen Vitalstoffe, welche die Zellalterung, das Entzündungs-und Entartungsrisiko vermindern.

Kein Wunder also, dass bereits ca. 90 % der Deutschen nicht an der typischen Altersschwäche sterben, sondern an chronischen Erkrankungen. Hier vergessen die meisten aber, dass oft eine jahrzehntelange

Entstehungsgeschichte dahintersteckt.

Kommen Ihnen auch manchmal die Gedanken „Warum soll ich das gerade jetzt ändern? Mir geht es doch gut!“ Solange wir nichts merken, ist unser Körper noch in der Lage, einen Mangel auszugleichen. Sobald die ersten Wehwehchen auftreten, kann der Körper die Mangelversorgung nicht mehr ausgleichen. Manches ist dann vielleicht noch reparabel, vieles aber nicht mehr!

Beginnen Sie also JETZT, Ihre Lebensweise bewusst auf gesund umzustellen. Gesundheit gibt es nicht im Handel, Gesundheit liegt im Lebenswandel.

Funktionen der Vitalstoffe

Welche Funktionen haben die unterschiedlichen Vitalstoffe.
Vitamine sind an zahlreichen Reaktionen des Stoffwechsels beteiligt. Sie regulieren neben der Verwertung von Kohlenhydraten und Proteinen auch die der Mineralstoffe. Weiterhin sorgen sie für deren Ab- bzw. Umbau und dienen damit auch der Energiegewinnung. Vitamine stärken unser Immunsystem und sind zudem unverzichtbar für den Aufbau von Zellen, Blutkörperchen, Knochen und Zähnen.

Da jedem einzelnen Vitamin eine ganz bestimmte Aufgaben zuteilwird, unterscheiden sie sich auch hinsichtlich ihrer verschiedenartigen Wirkungen. Unser Körper kann bestimmte Vitamine speichern, so dass man diese auf Vorrat essen kann. Es gibt aber auch zahlreiche Vitamine, die der Körper nicht speichern kann, so dass diese über unsere Nahrung laufend zugeführt werden müssen.

Demnach werden die Vitamine in zwei unterschiedliche Gruppen eingeteilt: in die Gruppe der fettlöslichen, speicherbaren Vitamine und die Gruppe der wasserlöslichen, nicht speicherbaren Vitamine. Zu den fettlöslichen Vitaminen gehören Vitamin A / D / E und K. Das Vitamin K kann allerdings trotz seiner Fettlöslichkeit nur in unbedeutenden Mengen vom Körper gespeichert werden. Vitamin D wird heute jedoch nicht mehr zu den Vitaminen, sondern zu den Hormonen gerechnet.

Zu den wasserlöslichen Vitaminen gehören die acht Vitamine des B-Komplexes sowie Vitamin C. Rund 100 Milligramm benötigt laut der DGE (Deutsche Gesellschaft für Ernährung) ein Erwachsener täglich. Raucher benötigen etwa 40 Prozent mehr Vitamin C. Ein Mangel an Vitamin C reduziert unsere Infektabwehr. Aber auch Skorbut, welcher in alter Zeit in der Seefahrt ein großes Problem darstellte, ist die Folge von einem Vitamin C Mangel. Die Vitamine des B-Komplexes sind eine Sammelbezeichnung wasserlöslicher Vitamine unterschiedlicher chemischer Zusammensetzung. Sie sind in tierischen und pflanzlichen Lebensmitteln enthalten. Einzelne B-Vitamine kommen in der Natur niemals isoliert vor. Sie wirken aus diesem Grund in der Regel auch im Verbund. Eine Ausnahme bildet das Vitamin B12, welches trotz seiner Wasserlöslichkeit vom Organismus gespeichert werden kann.

Auch Mineralstoffe sind lebensnotwendige anorganische Nährstoffe, die unser Körper nicht selbst herstellen kann und somit darauf angewiesen ist, dass wir sie ihm über die Nahrung zuführen. Einige dieser beeinflussen sich gegenseitig. So zum Beispiel wirken Natrium und Kalium bei der Nervensignalleitung als Gegenspieler. Magnesiummangel kann unter Umständen zu schmerzhaften Muskelkrämpfen führen. Kalzium wiederum sorgt dafür, dass unsere Knochen fest sind und spielt unter anderem bei der Blutgerinnung eine wichtige Rolle.

Sekundäre Pflanzenstoffe gehören zu den Naturstoffen und haben einen hohen Stellenwert für den Menschen, da einige von ihnen als Teil der Ernährung gesundheitliche Vorteile bieten.

Hier einige Beispiele:

- Polyphenole in Granatapfel (blutdrucksenkend)
- Sulfide in Knoblauch (verhindert Thrombosenbildung)
- Polyphenole in Gewürzen (verdauungsfördernd)
- Phenolsäuren in Früchten (bakterienbekämpfend)
- Saponine in Hülsenfrüchten (entzündungshemmend)
- Carotinoide in grünblättrigen Gemüsen (Hemmung der Krebsentstehung)

Fette dienen als Energielieferant aufgrund ihrer hohen Energiedichte. Sie liefern mehr Energie als Kohlenhydrate und Proteine. Des weiteren transportieren Fette fettlösliche Vitamine und bringen unserem Körper essentielle Fettsäuren. Diese sind am Aufbau von Zellmembranen beteiligt und senken den Blutfett- und Cholesterinspiegel. Zu wenig Fett kann zu Vitaminmangel führen.

Eine essentielle Aminosäure (lebensnotwendige Aminosäure) ist eine Aminosäure, die unser Organismus benötigt, aber nicht aus elementaren Bestandteilen selbst aufbauen kann. Konkret bedeutet das, dass unser Körper 8 Aminosäuren nicht selbst herstellen kann. Hierzu gehören Isoleuzin, Leuzin, Lysin, Methionin, Phenylalanin, Threonin, Tryptophan und Valin. Wir müssen diese mit unserer Nahrung aufnehmen. Wenn diese Aminosäuren aber nicht Bestandteil unserer Nahrung sind, kann unser Organismus auf Dauer nicht überleben. Dieser benötigt eine ausgeglichene Mischung an Aminosäuren. Diese 8 Aminosäuren finden Sie unter anderem in Milchprodukten, Nüssen, Haferflocken und Hülsenfrüchten. Liegt eine Aminosäure in zu geringem Anteil vor, werden auch die anderen Aminosäuren nicht zum Proteinaufbau genutzt, sondern in Fette und Zucker abgebaut (Desaminierung).

Das zeigt uns, dass es durchaus sinnvoll ist, auf eine ausgewogene und gesunde Ernährung zu achten. Welche Faktoren sind verantwortlich, dass wir weniger Vitalstoffe aufnehmen als wir benötigen?

1. Die industrielle Verarbeitung und Herstellung sehr vieler Lebensmittel ist ein Grund. Zumal es sich oftmals gar nicht mehr um LEBENSMITIEL handelt.
2. Aufgrund zu früher Ernte, extrem lange Transportwege, unsachgemäße Lagerung und das falsche Zubereiten von Lebensmitteln („totkochen" z.B. von Gemüse) sind bereits mehr als ein Großteil der vormals vorhandenen Vitalstoffe zerstört worden.
3. Häufig liegt oft auch eine körperliche Einschränkung vor, so dass die Aufnahme von Vitalstoffe nur eingeschränkt gewährleistet ist. Stress und Entzündungen sind eine weitere häufige Ursache.
4. Ein weiterer und nicht zu unterschätzende Punkt ist, dass wir aufgrund von Stress, körperlicher bzw. psychischer Belastungen und ungünstiger Umwelteinflüsse einen erhöhten Vitalstoffverbrauch haben.

Tipps für eine ausgewogene Vitalstoffaufnahme:
Essen Sie bunt und das zu jeder Mahlzeit! Soll heißen, dass Ihre Mahlzeiten immer aus Gemüse, Salat und/oder Obst bestehen sollte. Gerade im Winter ist es oft schwierig, sich ausreichend mit Vitalstoffen zu versorgen. Greifen Sie ruhig auch zu Tiefkühlgemüse (pur, ohne Zusätze). Das ist insofern eine gute Alternative, da es reif geerntet wurde und durch Schockfrosten die meisten der Vitalstoffe erhalten geblieben

sind. Aber Achtung! Bereiten Sie dieses schonend zu, denn wenn Sie es jetzt totkochen, dann sind die guten Vitalstoffe wieder hin. Die Einnahme von Nahrungsergänzungspräparaten kann sinnvoll sein. Aber hier ist absolute Vorsicht geboten. Denn viele Produkte die auf dem Markt sind, sind für unseren Körper eher schädlich als nützlich. Die Produkte sollten unbedingt aus natürlichen Rohstoffen bestehen und aus dem Kaltherstellungsverfahren gewonnen sein.

Fit durch Trinken

Ohne Wasser ist eine gesunde Ernährung nicht möglich. Es nützen Ihnen die besten Nahrungsmittel rein gar nichts, wenn Sie Ihren Körper nicht mit genug Flüssigkeit versorgen, damit er seinen Aufgaben nachgehen kann.

Der menschliche Körper besteht zu über 70 % aus Wasser. Ein Mangel an Wasser führt daher beim Menschen zu gravierenden gesundheitlichen Problemen, da die Funktionen des Körpers, die auf das Wasser angewiesen sind, eingeschränkt werden. Außerdem wird Wasser benötigt, damit der Körper Giftstoffe ausscheiden kann. Es hält unser Blut flüssig, so dass der Transport von Nährstoffen und Sauerstoff zu unseren Körperzellen gewährleistet wird. Auch benötigen wir Wasser, damit Gehirnflüssigkeit gebildet werden kann. Dieses ist zuständig, unser Gehirn und unsere Nerven optimal mit Nährstoffen zu versorgen und gesund zu halten.

Ein Mangel an Wasser kann unter anderem zu Schwindelgefühl, Durchblutungsstörungen und Muskelkrämpfen führen. Bei einem Wasserverlust ist die Versorgung unserer Muskeln mit Nährstoffen und Sauerstoff eingeschränkt. Muss es denn tatsächlich Wasser sein? JA, denn alles andere wie Kaffee, Säfte oder Limonaden müssen von unserem Körper erst abgebaut werden. Alternativ kann man auch ungesüßte Kräutertees trinken.

Verspüren Sie bereits Durst? Das ist ein Alarmsignal des Körpers! Wenn Sie also voll leistungsfähig bleiben wollen, dann dürfen Sie das

Durstgefühl gar nicht erst aufkommen lassen.

Wie viel Wasser muss pro Tag trinken?
Wie hoch der tägliche Mindestbedarf liegt, ist unklar. Empfehlungen von 1,5 Litern und mehr pro Tag für einen gesunden, erwachsenen Menschen können wissenschaftlich nicht gestützt werden. Allerdings muss bedacht werden, dass jeder Mensch ein Individuum ist, so dass man die Menge eigentlich nicht verallgemeinern kann. Sportler trinken von Haus aus mehr. Kinder trinken weniger als Erwachsene. Eine 90 kg schwere Person benötigt mehr als eine 60 Kilogramm-Person. Hinzu kommt, dass bei starker Hitze der der Wasserbedarf ebenfalls höher ist 30 ml Wasser pro kg Körpergewicht ist, denke ich, ein recht guter Ansatz.

Folgende Punkte erhöhen den täglichen Wasserverbrauch:

- starke Hitze z. Bsp. im Sommer oder beim Saunabesuch
- trockene Raumluft (gerade im Winter bzw. in klimatisierten Räumen)
- Sport
- Fieber
- Alkohol (Alkohol entzieht dem Körper Wasser)

Die guten Eigenschaften von Wasser sind:

- Wasser bewirkt, dass Sie besser denken und arbeiten können und konzentrierter sind.
- Wasser gilt als Jungbrunnen. Es lässt Ihre Haut vitaler und frischer aussehen.
- Wasser minimiert das Risiko, an Herzinfarkt und Schlaganfall zu erkranken.

- Sie fühlen sich einfach rundum besser.

Folgende Rituale werden Ihnen helfen, an das „Wasser Trinken“ zu denken: Stellen Sie sich immer griffbereit eine Wasserflasche auf den Schreibtisch und trinken Sie pro Stunde mindestens ein Glas Wasser. Sie können sich auch auf dem PC eine Erinnerungsfunktion einrichten. Autofahrer legen sich eine Flasche Wasser auf den Beifahrersitz. Trainieren Sie das Wassertrinken, das anfängliche Blasenproblem wird sich nach geraumer Zeit selbst regulieren.

Gesund essen außer Haus

Umgehen Sie die Fettfalle Kantine

Wem geht es nicht so? Man geht mit einem riesigen Hunger in die Kantine, nachdem man einen anstrengenden Bürovormittag hinter sich gebracht hat. Natürlich hat man sich vorgenommen, nur einen Salat oder einen Gemüseteller zu essen. Dann kommt in vielen Kantinen ein vielfältiges Mahlzeitenangebot vor, und schon lässt man sich von seinem Vorhaben, sich gesund zu ernähren, wieder abbringen.

Und wieder einmal stellt sich die Frage: Gesund ernähren trotz Stress im Job - wie ist das nur möglich?

Es gibt zahlreiche Möglichkeiten, sich auch während der Arbeitszeit gesund, abwechslungsreich und schmackhaft zu ernähren. Da Kantinen häufig sehr unterschiedlich ausgestattet sind und zudem auch die Qualität und das Angebot sehr variieren, kann ich Ihnen hier natürlich nur allgemeine Tipps geben. Aber ich bin mir sicher, dass Sie einige davon in die Praxis umsetzen können.

1. Viel Gemüse und Salat

Stellen Sie sich einen gesunden Salat an der Salattheke zusammen. Meiden Sie aber alles wie Eier, - Kartoffel - oder Nudelsalat. Auch sollten Sie die Fertigdressings stehenlassen. Denn das schlägt gleich auf die Hüfte. Würzen Sie stattdessen mit wenig Olivenöl und Essig. Wenn Ihre Kantine kein Olivenöl hat, können Sie vielleicht ein kleines Gläschen dort für sich deponieren lassen. Oder aber Sie bereiten Ihr Dressing zu Hause vor und nehmen dieses in einem verschraubbaren

Glas mit.

Wie schaut es mit einem Gemüseteller aus? Aber auch hier müssen Sie darauf achten, dass das Gemüse nicht in Fett schwimmt oder gar mit Sahnesoßen vermengt wird. Beides können Sie gut mit mageren Hähnchenfleisch oder Fisch kombinieren. Meiden Sie alles, was gebacken, frittiert, überbacken oder paniert ist.

Nicht nur, dass diese Lebensmittel wahrscheinlich im Fett schwimmen (denn sie liegen ja einige Zeit schon für die Esser bereit), geschweige denn, dass das Fett „gut" ist, vieles wird ein Fertigprodukt sein und in Fertigprodukten sind so viel Zucker und Zusatzstoffe enthalten, die Sie unweigerlich dick machen. Außerdem wird Sie nach einem so reichhaltigen Essen zu 100% das berühmt berüchtigte Mittagstief überkommen.

2. Essen Sie langsam.
Nur wenn Sie langsam essen, geben Sie Ihrem Körper Zeit, das Sättigungssignal rechtzeitig gen Gehirn zu schicken. Das Sättigungsgefühl setzt erst nach ca. 20 Minuten ein.

3. Trinken Sie ausreichend Wasser zu den Mahlzeiten.
Nicht nur, dass dann das Sättigungsgefühl schneller eintritt, Sie tun auch gleichzeitig etwas für Ihr allgemeines Wohlbefinden. Sie bringen Ihren Wasserhaushalt auf Vordermann und gerade wenn Sie abnehmen wollen, schwemmt das Wasser alle Giftstoffe (was eine Ernährungsumstellung mit sich bringt) aus.

4. Lassen Sie den Nachtisch weg.
Auch wenn die rote Grütze oder der selbst gebackene Kuchen verlo-

ckend aussehen - lassen Sie die Finger davon. Nehmen Sie sich lieber etwas Obst mit und essen Sie dieses nach dem Essen.

5. Bewegen Sie sich.

Noch ein wenig Zeit nach dem Essen? Dann machen Sie einen straffen Verdauungsspaziergang. Sie werden sehen, der Appetit auf die Nachspeise verschwindet wie von selbst.

Sie sehen, mit ein paar kleinen Veränderungen kann man sich trotz Job gesund ernähren. Gibt allerdings Ihre Kantine dies auch nicht her, dann sollten Sie sich Gedanken machen, ob es nicht besser ist, die Snacks für das Büro schon zu Hause vorzubereiten. Mit einer guten Planung ist dies ganz schnell erledigt.

Fit trotz Restaurantbesuch

Ob mittags ein Geschäftsessen mit dem Kunden oder abends eine Kundenveranstaltung mit leckerem Essen, nicht selten ist man dem mehrmals im Monat, oft sogar wöchentlich ausgesetzt. Und natürlich läuft man hier schneller Gefahr, über die Strenge zu schlagen. Außerdem ist man dem Duft und Anblick zahlreicher leckerer Speisen ausgesetzt. Ein weiterer Punkt ist, dass Sie oft nicht wissen, welche Zutaten der Koch verwendet.

Doch mit Hilfe meiner Tipps werden Sie sehr schnell feststellen, dass es in (fast) jedem Restaurant gesunde Gerichte gibt. Sie müssen nur wissen, worauf Sie unbedingt achten müssen.

Um schlank und fit zu bleiben, sollten Sie bei einem Restaurantbesuch auf folgendes achten.

1. Wählen Sie aus den zahlreichen Gerichten eines ohne Sahnesauce.
2. Greifen Sie zu gegrilltem Fisch oder Fleisch, statt zu frittiertem, paniertem, gebackenem oder überbackenem Essen.
3. Ziehen Sie dunkles Vollkornbrot dem Baguette oder Brötchen vor.
4. Sie essen gern Suppen? Dann wählen Sie lieber eine klare Gemüsesuppe statt Cremesuppen.
5. Stellen Sie sich für Ihren Salat Ihr Dressing aus Essig und Olivenöl selbst zusammen und lassen Sie die fertigen Salatdressings stehen.
6. Müssen es wirklich die Croutons auf dem Salat sein? Oft sind diese als Fertigprodukt eingekauft. Zudem werden sie aus Weißbrot hergestellt und in reichlich Fett knusprig gebraten.
7. Schneiden Sie sichtbares Fett am Fleisch ab.

8. Lassen Sie die Gratisknabbereien auf dem Tisch stehen oder - besser noch - vom Kellner entfernen.
9. Trinken Sie bereits vor dem Essen reichlich Wasser.
10. Es soll ein Glas Wein sein? Dann suchen Sie sich lieber zum Hauptgang einen trockenen Wein aus und trinken reichlich Wasser dazu.
11. Für das Dessert ist frisches Obst am besten geeignet. Alle anderen Varianten sind unter Garantie sehr zuckerreich.
12. Sie haben sich ein Hauptgericht mit Beilagen bestehend aus leeren Kohlenhydraten bestellt (Bsp. Kartoffeln, Nudeln etc.)? Dann fragen Sie den Kellner, ob er die Beilage weglassen kann und Ihnen stattdessen etwas mehr Gemüse dazugibt.

Weitere Tipps, um nicht in die Kalorienfalle zu tappen.

Nehmen Sie ca. 2 Stunden, bevor Sie ins Restaurant gehen, eine hauptsächlich aus Eiweiß bestehende kleine Mahlzeit oder kleinen Snack zu Hause zu sich. Sie sollten nicht ausgehungert sein, wenn Sie im Restaurant bestellen. Schieben Sie den Brotkorb an das andere Ende des Tisches. Nehmen Sie kleine Bissen zu sich und legen Sie öfters mal eine kleine Pause ein. Trinken Sie zwischendurch immer wieder Wasser. Essen Sie langsam! Das können Sie verstärken, indem Sie viel reden.

Fit in Spezialitätenrestaurants

Jede Nationalität hat Ihre eigenen „Essensgewohnheiten". Die eine ist gesünder, die andere weniger gesünder. Das muss aber nicht bedeuten, dass wir die Restaurants mit den weniger gesunden Zubereitungsarten meiden.

Beachten Sie die folgenden Tipps und der Besuch in einem dieser Restaurants wird ebenfalls zum vitalen Genuss.

Ein Tipp, der für alle Spezialitätenrestaurants gilt: Das Allroundgericht heißt Salat. Salate gibt es in jedem Restaurant. Doch das Dressing und die Beilagen müssen stimmen. Denn Frenchdressing oder Americandressing werden schnell zur Kalorienbombe. Aber auch aufgrund von Beilagen wie Croutons, Speckwürfeln oder Käse sagt man: Salat macht dick.

Chinesisch

Früher galt chinesisches Essen als gesund. Doch mittlerweile ist es hinreichend bekannt, dass das chinesische Essen reich an Geschmacksverstärker und Ölen ist. Ein weiterer Punkt ist der geschälte weiße Reis. Dieser Reis ist eine extrem stark behandelte Kohlenhydratquelle, also auch nicht zu empfehlen. Wenn Sie dennoch Chinesisch essen gehen wollen, schauen Sie, ob es Lokale gibt, wo Sie angeben können, dass Sie das Gericht OHNE Geschmacksverstärker / Glutamat haben möchten. Vielleicht ist es ja auch möglich, dass weniger Öl verwendet wird. Essen Sie zuvor einen leichten Salat und da die Hauptspeisen bekanntermaßen recht groß ausfallen, können Sie sich doch einen Hauptgang zu zweit teilen. Auch hier sollten Sie auf das Dessert verzichten. Die Früchte sind die reinsten Zuckerbomben.

Italienisch

Italienische Küche setzen wir mit Nudeln und Pizza gleich. Doch erstaunlicherweise werden in Italien weniger Nudeln verzehrt als hier in Deutschland. Die Italiener essen sehr viel mehr Fisch. Auch die Vorspeisen sind zahlreich und gesund. Zum Beispiel bieten sich hier hervorragend die gegrillten Paprikaschoten an. Diese werden nur in Olivenöl gegrillt. Und Olivenöl ist ein gesundes Öl. Aber auch Sardinen sind äußerst gesund. Sie sind sehr fettarm und punkten mit einem hohen Kalziumgehalt. Schauen Sie mal auf die Karte Ihres Restaurants.

Da werden Sie viele gesunde Fischgerichte finden oder auch die typischen Antipasti-Platten. Das sind durchaus gesunde Alternativen zu Nudeln & Co.

Griechisch

Griechisch essen gehen bedeutet, sehr bewusst von der Speisekarte auszuwählen. Denn hier werden nicht nur viel frittiertes, überbackenes, fettes, kohlenhydratreiches und süßes angeboten. Suchen Sie sich Salate aus, möglichst mit einem Essig-Öl-Dressing. Als Hauptgang eignen sich gegrillte Fischgerichte. Aber auch Dolmas (gegrilltes Gemüse), Auberginenpüree, gegrillter Schafskäse oder Tzaziki eignen sich hervorragend. Lassen Sie aber das Baguette stehen und auch Moussaka und Gyros ist zu fett und sollten Sie meiden.

Steakhäuser

In ein Steakhaus geht man gewöhnlich, weil man Fleisch essen mag. Dagegen ist nichts einzuwenden. Aber wählen Sie hier mit Bedacht aus, und entscheiden Sie sich am besten für die mageren Stücke also für Filets. Kombiniert mit reichlich Salat oder gedämpftem Gemüse, ist dagegen nichts einzuwenden. Lassen Sie die typischen Beilagen wie Pommes, Bratkartoffeln etc. weg. Sie wollen unbedingt die legendäre Ofenkartoffel essen? Dann essen Sie nur die halbe Kartoffel und meiden Sie die Sauce darin. Oder sind Sie sich sicher, dass diese selbst und frisch zubereitet wurde? Ich denke eher, dass das Fertigsaucen sind und hier sind jede Menge Zusatzstoffe drin.

Mexikanisch

Die mexikanische Küche setzt man gleich mit Tortillas. Nicht zu Unrecht, denn zu zahlreichen Hauptgerichten wird diese leckere Kohlenhydratquelle gereicht. Tortillas gehören aber leider zu den leeren

Kohlenhydraten. Eine vitale und gesunde Alternative sind die leckeren Hühnchen- und Fischgerichte. Salsa ist ebenfalls ein sehr gesundes und typisch mexikanisches Gericht. Salsa, selbst hergestellt, ist sehr kalorien- und fettarm.

Indisch

Indische Gerichte sind lecker, exotisch und leider meist auch sehr kohlenhydratreich und proteinarm. Hinzu kommt, dass viele Speisen recht fettreich sind. Diese werden oft mit geklärter Butter (Ghee) oder Kokos- und Sesamöl zubereitet Diese Fette sind nicht schädlich. Es ist nur gut wissen, dass man mit einem indischen Gericht auch reichlich Fett zu sich nimmt. Ansonsten sollte man hier darauf achten, ein Gericht zu nehmen, das reich an Proteinen und Gemüse ist. Eine gute Variante sind das Tandoori-Huhn, Fisch im Allgemeinen und natürlich auch die mageren Rind- und Lammgerichte. Meiden Sie jedoch die Samosas (Teigtaschen) und Pakoras. Pakoras werden zwar aus Kichererbsenmehl hergestellt, nur leider dann frittiert.

Vegetarisch

Vegetarisches Essen kann im Grunde genommen sehr lecker und gesund sein. Nur leider enthalten sehr viele Gerichte Unmengen an leeren Kohlenhydraten, wie z.B. Kartoffeln, Nudeln und Reis. Hier muss man dann einen guten Ausgleich schaffen, um die Kohlenhydratzufuhr zu reduzieren.

Japanisch

Für Sushi-Liebhaber ist die japanische Küche natürlich hervorragend geeignet Aber, wie schon erwähnt, auch hier wird sehr viel mit weißem Reis zubereitet. Und dieser zählt leider auch zu den leeren Kohlenhydraten. Ich habe allerdings gehört, dass manche Lokale Sushis mit braunem Reis anbieten. Sollte dies der Fall bei Ihnen sein, dann bevorzugen Sie diese. Grundsätzlich gilt aber auch beim Japaner - möglichst nichts Frittiertes oder Paniertes.

Essen an der Imbissbude

An der Imbissbude lauern die Gefahren schlechthin. Und genau deshalb sollte es auch die absolute Ausnahme sein. Lässt es sich dennoch nicht vermeiden, dann können Ihnen folgende Tipps weiterhelfen, sich GESUNDES auszusuchen, um nicht wieder in ein Leistungstief zu fallen. Statt Pommes Frites wählen Sie lieber einen Salat. Gibt es diesen nicht, tut es auch eine Ofenkartoffel. Beim „Chinamann“ wählen Sie besser ein Gericht aus dem Wok, möglichst mit magerem Hähnchenfleisch oder Fisch. Mineralwasser wird an allen Imbissbuden angeboten.

Nur Hamburger oder Gyros im Angebot? Dann lassen Sie sich einen Teller geben. So können Sie den „Inhalt“ essen und lassen das Weißbrot liegen.

Fast-Food-Ketten

Klar sollte man Fastfood meiden. Lässt sich ein Besuch in solch einem Lokal nicht vermeiden, kann man trotz alledem ein paar Tipps umsetzen, damit dieser Besuch nicht zur absoluten Dickmacher- und Müdigkeitsfalle wird.

Mc Donald‘s

Lassen Sie Cola und Co weg und trinken Sie lieber Wasser. Sie wollen auf den Hamburger nicht verzichten? Dann bestellen Sie sich doch einen Salat mit Balsamico-Vinaigrette und essen die Zutaten des Hamburgers dazu. Lassen Sie das Hamburgerbrötchen aber liegen.

Subway

Die angebotenen Sandwichs sind grundsätzlich Dickmacher. Besser ist z.B. Salat mit Hähnchenbrust.

Pizza Hut

Wenn es denn sein muss, dann greifen Sie lieber zu einem Stück Piua mit Paprika und Tomaten oder Spinat.

Fit durch Selbstversorgung

Auch wenn Sie eine Kantine haben, warum sollten Sie sich nicht selbst versorgen? Viele Außendienstler oder Mitarbeiter kleinerer Unternehmen machen das tagtäglich. Ihr Vorteil liegt auf der Hand. Sie wissen, was Sie essen, und Sie essen gesund.

Speisen mitnehmen

Belegte Brote können Sie gut im Büro herstellen. Nehmen Sie die einzelnen Zutaten mit. (Messer und Schneidbrett können Sie bestimmt im Büro deponieren) Belegen Sie die Brote frisch. Zum Mitnehmen geeignet sind Sticks aus Möhren, Kohlrabi, Gurken, Radieschen und Paprikaschoten. Nehmen Sie einen Dip mit. Salate können Sie mit Käse, gekochten Eiern, Thunfisch und gebratenen Fleischstückchen aufpeppen. Auch beim Salat ist daran zu denken, dass das Dressing separat vom Salat transportiert wird. Für das Dressing eignen sich die fest verschraubbaren Dressingmaker oder aber einfache Schraubgläschen.

Joghurt, Quark, Milch lassen sich im Bürokühlschrank vorrätig halten. Auch wenn Sie keinen Kühlschrank im Büro haben sollten, ist es besser, die Zutaten für ein Müsli erst im Büro zu vermengen. Frischhalteboxen helfen da oft weiter. Sie können auch zu Hause zubereitete Suppen mit ins Büro nehmen. Wärmen Sie diese morgens auf und füllen Sie sie in eine Thermoskanne um. Einlagen wie Käse oder Fleischstückchen können Sie separat in einer Box mitnehmen.

Speisen aufwärmen

Viele Büros habe eine kleine Miniküche mit einem Herd. Nutzen Sie diesen, um Ihre Speisen aufzuwärmen. Wenn Sie keine Möglichkeit dazu haben, dann schauen Sie, ob Sie nicht noch eine ausrangierte klassische Kaffeemaschine haben. Die Herdplatte eignet sich hervorragend, um in einem kleinen Töpfchen das Essen auszuwärmen.

Mikrowellen sollten Sie meiden. Denn hier gehen wirklich alle Nährstoffe kaputt und zudem sind die Strahlen nicht ungefährlich.

Um Ihnen die Gefährlichkeit nur ein wenig zu verdeutlichen, hier einige Aufzählungen:

- Schädigungen der menschlichen Zellen
- auffallend schlechte Blutwerte
- Einnahme von „Mikrowellennahrung" erzeugt erhöhte Zahl von Krebszellen im Blutserum usw.

Weitere zahlreiche Nebenwirkungen können Sie auf dem Portal von „Zentrum der Gesundheit" (http://www.zentrum-der-gesundheit.de/mikrowelle.html) nachlesen.

Diese Auflistung soll Ihnen zeigen, dass man sich auch außer Haus recht gesund ernähren kann, wenn man weiß, worauf man achten muss.

Und ehrlich, wer das Prinzip einer gesunden und ausgewogenen Ernährung verinnerlicht hat und die Zusammenhänge von Lebensmitteln und Körper kennt, der achtet von ganz allein darauf. Genießen Sie also Ihr nächstes Geschäftsessen, denn nun wissen Sie worauf es ankommt und das schlechte Gewissen können Sie getrost zu Hause lassen.

Planung ist alles

Warten Sie. Ich ahne schon, wie Ihre Gedanken an dieser Stelle aussehen werden. Dass ist mir alles zu umständlich.

Da muss ich ja ständig einkaufen gehen, um mich mit frischen und gesunden Zutaten zu versorgen. Zubereiten muss ich diese dann auch noch. Die Zeit habe ich nicht. Ok - ich gebe zu, all die gesunden und frischen Zutaten einzukaufen, bedeutet Zeit. Und viel Zeit haben Sie nicht. Aber ein bisschen Zeit für Ihre Gesundheit sollten Sie schon bereit sein zu opfern. Wer heute keine Zeit für seine Gesundheit hat, wird später sehr viel Zeit mit seiner Krankheit verbringen. Denken Sie darüber nach.

Die folgenden Tipps sollen Ihnen das Einkaufen trotz Berufsstress etwas erleichtern. Legen Sie sich eine kluge Vorratshaltung an. So müssen Sie dann maximal noch 2-mal in der Woche Frisches kaufen gehen.

Diese Dinge kann man auch in der Mittagspause erledigen:

1. In der Mittagspause auf dem nahegelegenen Wochenmarkt einkaufen und diesen gleich mit einem gesunden Imbiss vor Ort verbinden.
2. Im Internet bestellen. Gerade für Trockenprodukte bietet sich das Internet an.
3. Über sogenannte Gemüsekisten bestellen. Diese Gemüsekisten gibt es bereits in zahlreichen Städten. Man kann sich diese ganz individuell mit den verschiedensten Obst- und Gemüsearten zusam-

menstellen. Diese Kisten werden einem dann nach Hause geliefert. Googlen Sie mal „Gemüsekiste“ und Sie werden sicherlich auch in Ihrer Gegend eine finden.

4. Tiefkühlware über unterschiedliche Heimlieferservice-Anbieter bestellen. Der Vorteil daran ist, dass die Kühlkette nicht unterbrochen wird. Aber achten Sie auch hier darauf, dass Sie keine Fertiggerichte kaufen. TK-Gemüse oder TK-Fisch ohne Zusätze sind aber eine wunderbare Alternative zum Frischeprodukt. Um dies zu realisieren, ist es ratsam, einige Grundzutaten im Kühlschrank, im Gefrierschrank und dem Vorratsschrank aufzubewahren.

Hier eine kleine Anregung dafür:

Checkliste Vorratshaltung:

<u>Gefrierschrank</u>

TK- Kräuter und Kräutermischungen ohne Zusätze, TK-Beerenobst, TK- Gemüsesorten ohne Saucen und ähnliches, TK-Fisch ohne Saucen und ähnliches, Fleisch, ohne Panaden, nicht mariniert, Vollkornroggenbrot in Scheiben, selbst gekochte Speisen, portioniert eingefroren

<u>Kühlschrank</u>

Eier, Käse, Naturjoghurt, Quark, Hüttenkäse, Milch, Gemüse, Schafskäse

<u>Getränke</u>

Wasser, Grüner Tee, Kräutertees

<u>Gewürze und Co</u>

getrocknete Kräuter, frischer Ingwer (regt Fettverbrennung an), Meersalz (möglichst in der Mühle), Oliven- und Rapsöl, gern auch Leinöl (60% Omega-3-Fettsäuren), Essige für Salate, gekörnte Gemüsebrühe (achten Sie auf die Zutatenliste, am besten selbst herstellen, dann sind diese WIRKLICH frei von jeglichen Geschmacksverstärkern und Konservierungsstoffen), Nüsse wie Mandeln, Kürbiskerne

Lagerfähiges Gemüse und Obst
Kohlsorten, Zwiebeln, Karotten, Äpfel, Grapefruits, Orangen, Zitronen, Limetten
sonstiges im Vorratsschrank
Oliven, Essiggurken, weiße Bohnen, Linsen, Wildreis, Vollkornnudeln, Haferflocken, Thunfisch (Dose)

Tipp zur Lagerung von Obst und Gemüse, da nicht alles für den Kühlschrank geeignet ist
Lagerung Kühlschrank unter 8 Grad:
Beerenobst, Aprikosen, Kirschen, Pfirsiche, Nektarinen, Spargel, Blumenkohl, Rucola, Chicorée, Feldsalat, Blattsalate, Karotten
Lagerung im Keller o.ä. (bis 16 Grad):
Äpfel, Birnen, Trauben, Brokkoli, grüne Bohnen, Kohlrabi, Mangold, Auberginen, Paprika, Radieschen, Rosenkohl, Pilze, Sellerie, Spinat
Lagerung über 16 Grad:
Ananas, Bananen, Pflaumen, Melonen, Gurken, Zitronen, Tomaten, Zucchini

Fit durch Bewegung

Um fit im Büro zu bleiben, müssen wir uns bewegen.
Es ist nichts neues, dass der Mensch Bewegung braucht, um gesund, schlank und leistungsfähig zu bleiben. Der französische Philosoph Blaise Pascal sagte bereits: „Zu unserer Natur gehört die Bewegung, die vollkommene Ruhe ist der Tod ..."

Wie viel Bewegung braucht der Mensch?
Wie wir uns Bewegung verschaffen, ist unserem Körper so ziemlich egal. Internationalen Empfehlungen zufolge sollte man sich täglich 30 Minuten bewegen - mindestens.

Welche Art von Bewegung Sie dabei bevorzugen, ob zügiges Gehen, Walken, Radfahren oder der Gang ins Fitnessstudio ist dabei so ziemlich egal. Wichtig ist, dass die Muskeln aktiviert werden, der Puls ansteigt und der Stoffwechsel auf Touren kommt. Moderate Anstrengungen reichen dabei völlig aus. Diejenigen, die ihr Gewicht reduzieren wollen, sollten die empfohlenen 30 Minuten als absolutes Minimum betrachten und das Pensum an Bewegung möglichst ausdehnen. Ein regelmäßiges Ausdauertraining wirkt sich hier vorteilhaft aus. Dabei ist es unerheblich, ob Sie 2 Stunden Radfahren oder die Bewegungsdauer in kleineren Etappen erreichen. Wichtig ist, dass das Verhältnis zwischen aufgenommener Nahrung und der vom Körper verbrauchten Energie stimmig ist. Sie müssen also mehr Energie verbrennen, als Sie Ihrem Körper zuführen.

Mit folgenden Tipps ist es wirklich ein leichtes, mit jedem Schritt gesünder und schlanker zu werden.

Fit in den Tag

Beginnen Sie den Tag mit einem zügigen Gang. Parken Sie Ihr Auto weiter weg vom Büro und laufen Sie die letzten 10 Minuten zügig zum Büro. Oder steigen Sie eine S-Bahn-Station früher aus. Nicht nur, dass dieser Gang wach macht, Sie bringen Ihren Kreislauf in Schwung und haben schon die ersten Bonusmeilen Bewegung für den Tag gesammelt. Genauso gut können Sie auch mit dem Fahrrad ins Büro fahren. Oder Sie legen zumindest die Strecke von Wohnung bis zur U-Bahn mit dem Fahrrad zurück.

Der Mittagsmüdigkeit davonlaufen …

Essen Sie etwas Gesundes. Begeben Sie sich dann für einen kurzen aber intensiven Spaziergang nach draußen. Das Mittagstief verschwindet so ganz von selbst, und Ihr Bonusmeilenkonto ist wieder ein Stückchen voller geworden.

Stresshormone überlisten

Angestauter Stress macht hungrig und dick. Am besten lässt sich Stress abbauen, indem Sie sich körperlich betätigen. Warum also nicht den Arbeitsstress hinter sich lassen, indem man abends noch einen Spaziergang macht oder aber auch im Garten sich „verausgabt“. Wie und welche Art von Tätigkeit Sie hier für sich finden, ist egal. Die Hauptsache ist, Sie bewegen sich.

Wie kann ich noch mehr Bewegung in den Alltag einbinden?

Gehen Sie zu Fuß oder steigen Sie aufs Fahrrad ob zum Einkauf, zur Arbeit, zu Verabredungen oder in der Mittagspause. Nehmen Sie die Treppe zu Ihrem Büro, im Kaufhaus oder in anderen Gebäuden. Stehen Sie im Büro öfters auf. Halten Sie Kurzmeetings im Stehen ab. Überbringen Sie Ihrer Kollegin die Nachricht persönlich und nicht per e-mail. Tauschen Sie Ihren Bürostuhl ab und an gegen einen Gymnastikball aus. Machen Sie zwischendurch Büroübungen. Viele davon werden Ihnen bekannt vorkommen.

Übungen fürs Büro

Die körperliche Bewegung kommt bei vielen Berufstätigen definitiv zu kurz. Dabei ist es völlig egal, ob Sie im Büro tätig sind oder als Außendienstler Ihr Auto als Büroplatz betrachten oder Sie viel mit Zug oder Flugzeug unterwegs sind. Die Folge sind nachlassende Leistungsfähigkeit, Kopfschmerzen und Rückenschmerzen durch Fehlhaltungen bzw. durch das Zurückbilden der Rückenmuskulatur. Tun Sie jetzt etwas dagegen und sorgen Sie für regelmäßige Bewegungspausen, in denen Sie Fitness und Energie tanken.

Sie werden von den positiven Effekten überrascht sein, die da wären:

- Durchblutungsförderung in Gehirn und Muskeln
- Lockerung und Dehnung verspannter Muskeln
- Kräftigung erschlaffter Muskeln
- Ihr Kreislauf kommt wieder in Schwung.
- allgemeine geistige und körperliche Frische

Lassen Sie die Büroübungen zu einer gesunden Gewohnheit werden, indem Sie die Übungen an Ihre individuellen Bedürfnisse anpassen und regelmäßige Pausen einlegen (am besten feste Pausenzeiten einplanen, an die man sich durch einen Termin über den PC erinnern lassen kann.

Übungen für den Schulter- und Nackenbereich

Schulterkreisen

Stellen Sie sich aufrecht hin. Ihre Knie sind dabei leicht angewinkelt. Ihre Arme hängen am Körper seitlich locker nach unten. Beginnen Sie nun, Ihre Schultern so weit wie möglich nach vorn zu kreisen.

Nach ca. 10 Wiederholungen wechseln Sie die Richtung und kreisen die Schultern nach hinten.

Tipp: Sie können diese Übung auch im Sitzen durchführen. Achten Sie aber darauf, dass der Rücken gerade ist. Atmen Sie ruhig und tief ein und aus.

Schultern hochziehen

Stellen Sie sich aufrecht hin. Ihre Arme hängen am Körper seitlich locker nach unten. Nun ziehen Sie mit den Schultern die gestreckten Armen möglichst weit nach oben in Richtung der Ohren.

Die obere Stellung halten Sie einen Moment und bringen die Schultern dann wieder in Ausgangsstellung.

Wiederholen Sie diese Übung ca. 10-mal. Achten Sie darauf, dass der Rücken gerade ist.

Handpresse

Drücken Sie Ihre Handflächen vor dem Brustkorb kräftig zusammen, so dass Ihre Arme zittern. Atmen Sie aber dabei ganz normal weiter. Die Schultern nicht hochziehen. Halten Sie diesen Druck für ca. 30 Sekunden, bevor Sie diesen wieder lösen. Wiederholen Sie die Übung 2- bis 3-mal.

Fingerhaken

Stellen Sie sich aufrecht hin und halten Sie Ihre Hände in Brusthöhe vor den Körper. Die Arme sind angewinkelt, die Ellenbogen in Schulterhöhe. Haken Sie nun Ihre Zeigefinger beider Hände ineinander ein und ziehen Sie die Arme nach außen. Ziehen Sie Ihre Schulterblätter zusammen. Die Spannung halten Sie nun für ca. 30 Sekunden.
Tipp: Diese Übung kann auch gut im Sitzen durchgeführt werden.

Luftgreifen

Stellen Sie sich gerade und aufrecht hin. Nun strecken Sie Ihre Arme abwechselnd in die Höhe und greifen dabei in die Luft, als ob Sie Obst von Bäumen pflücken würden.
Tipp: Auch diese Übung können Sie im Sitzen durchführen. Achten Sie aber darauf, dass Sie gerade sitzen.

Seitliches Dehnen

Stellen Sie sich gerade hin. Greifen Sie mit dem linken Arm über den Kopf und legen Sie die linke Hand mit den Fingerspitzen auf die rechte Kopfhälfte. Neigen Sie Ihren Kopf jetzt zur linken Schulter. Unterstützen Sie diese Bewegung, indem Sie mit der linken Hand ein wenig ziehen. Jetzt winkeln Sie die rechte Hand an und ziehen den rechten Arm nach unten, und zwar solange, bis Sie in der rechten Halsmuskulatur eine leichte Dehnung verspüren. Halten Sie die Spannung für ca. 15 Sekunden, bevor Sie diese langsam lösen. Führen Sie diese Übung nun mit der rechten Seite durch.

Kopf baumeln lassen

Stellen Sie sich schulterbreit hin und strecken Sie die Beine nicht durch. Dann beugen Sie sich in einer Rumpfbeuge nach vorn und lassen Ihre Arme und den Kopf baumeln. Machen Sie nun mit Ihrem Kopf eine langsame Ja–Nein-Bewegung.

Wanddrücken

Stellen Sie sich mit gestreckten Armen aufrecht vor eine Wand. Die Hände berühren die Wand in Schulterhöhe. Lassen Sie jetzt den gesamten Körper langsam zur Wand sinken, dabei bleiben die Fußsohlen auf dem Boden und Ihr gesamter Körper in einer Linie. Gehen Sie nun langsam wieder in die Ausgangsposition zurück. Wiederholen Sie diese Übung 10- bis 15-mal.

Liegestütz am Schreibtisch

Stellen Sie sich ein bis zwei Schritte weit weg vom Schreibtisch in gerader Position hin und stützen Sie sich mit gestreckten Armen auf dem Schreibtisch ab. Nun bewegen Sie den Oberkörper zum Schreibtisch. Die Beine bleiben gestreckt und an Ort und Stelle. Drücken Sie die Arme jetzt wieder durch und heben den Oberkörper somit an.
Wiederholen Sie die Übung ca. 5- bis 10 mal.

Übungen für die Rückenmuskulatur

Fersenheben

Stellen Sie sich hinter Ihren Bürostuhl und halten Sie sich an der Lehne fest. Die Beine stehen hüftbreit auseinander und die Füße parallel zueinander. So haben Sie einen besseren Stand. Ihr Gewicht verlagern Sie auf die Fußballen und heben jetzt die Fersen an. Halten Sie diese Position ca. 4 Sekunden und begeben sich dann langsam wieder in die Ausgangsposition. Wiederholen Sie diese Übung 4- bis 5-mal.

Scheinsitzen

Stellen Sie sich vor Ihren Bürostuhl. Achtung, wenn dieser mit Rollen versehen ist, dann befestigen Sie die am besten, damit er nicht wegrollen kann. Nehmen Sie eine hüftbreite Stellung ein und blicken Sie nach vorn. Bewegen Sie nun das Gesäß in Richtung Sitzfläche, setzen sich aber nicht vollständig hin. Halten Sie die Spannung in den Beinen und atmen Sie dabei aus. Nach wenigen Sekunden gehen Sie wieder in Ihre Ausgangsposition zurück. Strecken Sie die Beine aber nicht ganz durch. Während des Aufstehens atmen Sie ein. Wiederholen Sie diese Übung 5- bis 10-mal.

Dehnung der oberen Rückenmuskulatur

Stellen Sie sich aufrecht hin. Die Füße stehen hüftbreit auseinander, die Knie sind leicht angewinkelt. Strecken Sie nun Ihre Arme waagerecht vor Ihren Körper aus. Führen Sie nun die Arme ganz langsam und Stück für Stück nach vorn, bis Sie im Rücken eine leichte Dehnung spüren. Ziehen Sie dabei Ihr Kinn in Richtung Brustbein. Halten Sie diese Stellung für ca. 10 bis 15 Sekunden.

Knie hochziehen

Setzen Sie sich aufrecht auf einen Stuhl, die Füße stehen fest auf dem Boden. Ziehen Sie jetzt das rechte Knie hoch und führen Sie den linken Ellenbogen zum Knie. Der Rücken bleibt dabei gerade. Dann führen Sie Ellenbogen und Knie langsam in die Ausgangsposition zurück. Diese Übung ca. 10-mal pro Seite wiederholen.

Oberkörperdehnung

Stellen Sie sich aufrecht hin, die Füße stehen hüftbreit auseinander. Legen Sie Ihre Fingerspitzen auf Ihre Schultern (rechts auf rechts, links auf links) und drehen Sie nun Ihren Oberkörper nach rechts. Das Becken bleibt dabei ruhig. Die Schultern nicht hochziehen. Jetzt drehen Sie den Oberkörper zur linken Seite. Wiederholen Sie diese Übung mehrmals.

Übungen für die Beinmuskulatur

Beinpresse
Legen Sie Ihre Handflächen an die Außenseiten Ihrer Oberschenkel. Richten Sie Ihren Oberkörper auf und ziehen Sie Ihre Schultern nach unten. Dann drücken Sie Ihre Oberschenkel nach außen und gleichzeitig Ihre Hände nach innen.

Fersendrücken
Setzen Sie sich aufrecht hin. Ihre Füße stehen mit den Fersen fest auf dem Boden. Die Hände legen Sie auf Ihren Oberschenkeln ab und ballen diese zur Faust. Stemmen Sie nun Ihre Fersen in den Boden und Ihre Fäuste auf die Oberschenkel. Diese Muskelspannung halten Sie für ca. 30 Sekunden.

Schenkelpresse
Setzen Sie sich aufrecht auf Ihren Stuhl. Ihre Füße stehen fest auf dem Boden. Ballen Sie Ihre Hände zu Fäusten und halten Sie diese zwischen Ihre Knie. Nun pressen Sie Ihre Knie zusammen und halten die Muskelspannung für ca. 30 Sekunden.

Kniebeugen
Stellen Sie sich gerade hin. Gehen Sie so tief wie möglich in die Knie und kommen dann langsam wieder hoch. Achten Sie darauf, dass Ihr Rücken dabei gerade bleibt. Wiederholen Sie die Übung mehrmals.

Oberschenkeltraining
Setzen Sie sich auf die vorderste Kante Ihres Stuhls und heben Sie die Beine an, so dass diese eine Linie bilden. Achten Sie darauf, dass Ihr Rücken gerade bleibt. Halten Sie diese Position für einige Sekunden. Beine wieder absenken und wiederholen.

Oberarmtraining

Setzen Sie sich aufrecht auf Ihren Stuhl und legen Sie Ihre Handflächen neben sich. Nun versuchen Sie Ihren ganzen Körper anzuheben. Drücken Sie mit den Handflächen auf den Stuhl und heben Sie Ihre Füße an. Jetzt heben Sie den Rest Ihres Körpers an. Halten Sie diese Stellung für ein paar Sekunden, bevor Sie diese Spannung langsam lösen.

Übungen für den Autofahrer

Besonders Autofahrer leiden unter dem starren und meist auch langen Sitzen im Auto. Und gerade deshalb ist es hier besonders wichtig, regelmäßige Bewegungspausen einzulegen. Hierfür kann man auch die Zeit kurz vor einem Kundenbesuch nutzen. 2 Minuten reichen meist schon aus. Wenn Sie dann vor jedem Kundenbesuch 2 Minuten für Ihre Übungen nutzen, kommen Sie locker auf 10 Minuten pro Tag. Sind Sie länger unterwegs, dann sollten Sie unbedingt diese Übungen aller 2 Stunden einplanen, um gefährliche Fahr- und Reaktionsfehler aufgrund von nachlassender Konzentration zu vermeiden.

Das sollten Sie beim „Autotraining" beachten:

1. Legen Sie mindestens aller 2 Stunden eine Pause von 15 Minuten ein. Parken Sie Ihr Auto und führen Sie die nachfolgenden Übungen durch.
2. Wenn möglich suchen Sie sich einen Parkplatz im Grünen. So können Sie an der frischen Luft fast ungestört trainieren und haben zudem auch etwas mehr Bewegungsfreiheit.
3. Führen Sie diese Übungen niemals während der Fahrt durch. Das Auto muss geparkt sein.
4. Sie stehen im Stau? Sie werden im Folgenden auch ein paar Übungen vorfinden, die Sie auch im Stau durchführen können. Achtung-Handbremse anziehen!

Lenkradziehen

Setzen Sie sich entspannt in Ihren Sitz, die Schultern lassen Sie locker. Beide Hände umfassen das Lenkrad in Brusthöhe. Ziehen Sie jetzt mit Ihren Händen und Armen das Lenkrad nach außen (auseinanderziehen). Halten Sie die Spannung ca. 30 Sekunden. Wiederholen Sie diese Übung 5- bis 10-mal.

Lenkraddrücken

Sie sitzen entspannt m Ihrem Autositz, die Schultern bleiben locker. Beide Hände umfassen nun das Lenkrad. Drücken Sie mit Ihren Händen und Armen das Lenkrad nach innen (zusammendrücken). Halten Sie diese Spannung ca. 30 Sekunden. 5- bis 10-mal wiederholen.

Strecken an der Kopfstütze

Fassen Sie mit beiden Händen nach hinten an die Nackenstütze. Drücken Sie nun den Kopf gegen die Nackenstütze und atmen dabei 3 Sekunden lang tief ein. Nun lösen Sie die Spannung wieder und atmen dabei langsam aus.

Sitzdrücken

Setzen Sie sich in Ihren Sitz aufrecht hin. Greifen Sie an die Seiten des Sitzes und drücken Sie sich mit viel Kraft in den Sitz hinein. Zählen Sie dabei bis 10 und lösen Sie dann wieder diese Spannung. Wiederholen Sie die Übung bis zu 10-mal.

Fußkreisen

Mit dem Fußkreisen soll die Durchblutung der Beine gefördert werden, und die Fußgelenke werden zudem gelockert. Stellen Sie sich im stabilen Stand neben Ihr Auto. Wenn nötig halten Sie sich am Dach des Autos fest. Heben Sie den rechten Fuß vom Boden und kreisen Sie nun das Fußgelenk abwechselnd nach rechts und nach links. Je Richtung

10-mal kreisen. Anschließend führen Sie diese Übung mit dem linken Fuß durch.

Schultern hochziehen

Stellen Sie sich dazu aufrecht hin und lassen Sie Ihre Arme locker nach unten baumeln. Ziehen Sie die Schultern so hoch Sie können in Richtung Ohren. Halten Sie diese Position für einige Sekunden, bevor Sie langsam wieder in Ihre Ausgangsposition zurückkehren. Wiederholen Sie diese Übung ca. 5- bis 10-mal.

Oberkörperdehnung

Stellen Sie sich aufrecht hin, die Füße stehen hüftbreit auseinander. Legen Sie Ihre Fingerspitzen auf Ihre Schultern (rechts auf rechts, links auf links) und drehen Sie nun Ihren Oberkörper nach rechts. Das Becken bleibt dabei ruhig. Die Schultern nicht hochziehen. Anschließend drehen Sie den Oberkörper zur linken Seite. Mehrmals wiederholen.

Schenkelpressen

Setzen Sie sich auf Ihren Sitz, so dass Ihre Füße außerhalb des Autos fest auf dem Boden stehen. Alternativ können Sie auch eine Bank wählen. Halten Sie nun beide Hände zu Fäusten geballt zwischen Ihre Knie und pressen Sie nun die Knie zusammen. Halten Sie diese Spannung für ca. 30 Sekunden. 5- bis 10-mal wiederholen.

Dehnung der seitlichen Nackenmuskulatur

Sie sitzen entspannt in Ihrem Sitz. Beugen Sie den Kopf langsam zur linken Schulterseite, bis Sie eine sanfte Dehnung verspüren. Erhöhen Sie die Spannung, indem Sie den linken Arm über den Kopf legen und diesen nun etwas nach links ziehen. Nun ziehen Sie gleichzeitig den rechten Arm gestreckt nach rechts unten. Halten Sie diese Spannung ca. 15 Sekunden. Wechseln Sie dann die Seite.

Dehnung der oberen Rückenmuskulatur

Stellen Sie sich aufrecht hin. Stellen Sie die Füße hüftbreit auseinander, die Knie sind leicht gebeugt. Strecken Sie Ihre Arme waagerecht vor Ihrem Körper aus. Schieben Sie nun langsam die Arme nach vorn, bis Sie eine sanfte Dehnung im Rücken verspüren. Ziehen Sie das Kinn in Richtung Brustbein. Halten Sie diese Spannung für ca. 15 Sekunden, bevor Sie diese wieder langsam lösen.

Kopf baumeln lassen

Stellen Sie sich dazu schulterbreit hin und strecken Sie die Beine nicht durch. Nun beugen Sie sich in einer Rumpfbeuge nach vorn und lassen die Arme und den Kopf baumeln. Machen Sie nun mit dem Kopf langsam eine Ja-Nein-Bewegung. Diese Übung entspannt Ihre Halsmuskulatur und entlastet zudem die Halswirbelsäule.

Und hier habe ich noch 2 „Parkbank"-Übungen für Sie:

1. Übung:

Stellen Sie sich etwas weiter weg hinter die Bank. Beugen Sie sich nun gerade nach vorn und greifen Sie die Banklehne. Strecken Sie dabei Ihre Beine und Wirbelsäule durch. Beine und Oberkörper bilden dabei einen rechten Winkel geben.

2. Übung:

Legen Sie ein Bein langsam und vorsichtig auf die Banksitzfläche. Das Kniegelenk wird dabei nicht durchgestreckt. Jetzt müssten Sie eine leichte Dehnung an der Beinrückseite verspüren. Halten Sie diese Position für ca. 20 Sekunden, lockern Sie diese dann und wechseln Sie das Bein. Diese Übung ca. 2- bis 3-mal pro Seite wiederholen.

Übungen für Flüge

Aufgrund der Globalisierung bleibt es nicht aus, dass man zahlreiche Geschäftsreisen auch mit dem Flugzeug zurücklegen muss, oft auch über längere Stunden. Das lange und beengte Sitzen stellt oft eine enorme Belastung für den Rücken dar. Natürlich sollte man die Gelegenheit nutzen, auch im engen Gang des Flugzeuges sich zu bewegen. Und das so oft es möglich ist, damit der gesamte Körper entlastet und die Venenpumpe in den Beinen angeregt wird.

Trotz der engen Platzverhältnisse im Flugzeug lassen sich auch am Sitzplatz kleine Fitnessübungen durchführen, um bestimmte Muskelpartien auch auf langen Flügen zu dehnen und zu aktivieren.

Fußkreisen
Heben Sie ein Bein an und schreiben Sie mit den Zehen einen Kreis. Wechseln Sie nun das Bein. Wiederholen Sie diese Übung ca. 5- bis 10-mal pro Seite.

Beinpresse
Setzen Sie sich aufrecht in Ihren Sitz, ziehen Sie die Schultern nach hinten und legen Sie Ihre Handflächen an die Außenseite Ihrer Oberschenkel. Jetzt drücken Sie Ihre Oberschenkel nach außen und die Hände drücken gleichzeitig nach innen. Halten Sie diese Spannung für ca. 10 Sekunden. Wiederholen Sie diese Übung 5- bis 10-mal.

Kräftigen der Schultermuskulatur
Sie sitzen aufrecht in Ihrem Sitz. Strecken Sie beide Arme in die Luft und schieben Sie nun abwechselnd den rechten und linken Arm noch weiter in die Luft.

Dehnung der Nackenmuskulatur
Neigen Sie Ihren Kopf nach vorn. Verschränken Sie beide Hände hinter dem Kopf und schieben Sie diesen nun mit einem leichten Druck in Richtung Fußboden.

Hohe Haken
Setzen Sie sich gerade in Ihren Sitz und drücken Sie die Zehen fest auf den Boden. Halten Sie die Spannung ca. 5 bis 10 Sekunden.

Fersendrücken
Beide Fersen mit mittlerer Kraft in den Boden drücken und die Zehen in Richtung Schienbein ziehen. Die Spannung 5 bis 10 Sekunden halten.

Mit diesen Übungen ist es Ihnen nun möglich, trotz Zeitmangel ein Mindestmaß an Bewegung in Ihren Berufsalltag einzubauen. Beherzigen Sie dann noch die „Bewegungstipps" aus Kapitel 10 (Fit durch Bewegung), tun Sie schon sehr viel für Ihre allgemeine Fitness und eine gesunde Lebensweise. Suchen Sie sich am besten 5 Übungen, abgestimmt auf Ihre individuellen Bedürfnisse heraus, und führen diese täglich durch. Nach und nach können Sie diese erweitern oder untereinander austauschen. Planen Sie am besten feste Trainingspausen ein, eine Erinnerungsfunktion durch Ihren PC kann Sie dabei unterstützen. Lassen Sie diese zu einer neuen, gesunden und liebgewonnenen Gewohnheit werden.

Fit durch Stress- und Zeitmanagement

Warum ich Stressmanagement und Zeitmanagement gleichsetze? Weil Stress häufig durch zu wenig Zeit entsteht. Der Begriff Stress ist heutzutage in aller Munde, sogar meine 10-jährige Tochter sagt schon des öfteren „ Ist das stressig heute." Aber was steckt eigentlich genau hinter dem Wörtchen „Stress"? Wenn wir einem scheinbar unlösbarem Problem ausgesetzt sind, vom dem wir glauben, es nicht bewältigen zu können, empfinden wir die Situation als stark belastend. Der Organismus hat dann Stress. Unser Körper, unsere Psyche und unser Geist reagieren auf einen Stressfaktor (Stressor). Meist verstärken sich die Belastungen von Körper, Psyche und Geist in einer Stresssituation gegenseitig. Wenn die Psyche Angst hat, dann spürt das auch der Körper und reagiert etwa mit einem erhöhten Herzschlag. Diese negative Interaktion gilt es zu durchbrechen, wenn der Stress nicht chronisch werden soll.

Wir unterscheiden zwischen zwei möglichen Stressoren. Zum einen den auf der der physikalischen Ebene z.B. Hitze, Kälte, Lärm, schwere körperliche Arbeit, Vergiftungen und Verletzungen und zum anderen den auf der psychischen Ebene (schwere Konflikte, Lebensängste, Zukunftssorgen ...).

Im Besonderen geht es bei Stress um solche Ereignisse in unserem Leben, die eine Neuanpassung erfordern: Tod und Krankheit in der Familie, Schwangerschaften und Geburten, berufliche Fehlschläge und Erfolge, Schwierigkeiten und Verbesserungen der Arbeitssituation, Scheidungen und Eheschließungen, finanzielle Engpässe oder

Gewinne, Umzug in eine andere Stadt. Hierbei kann es sich auch um ausschließlich positive Ereignisse handeln, die aber stark gehäuft auftreten, so dass dem Individuum keine Anpassung an die Situation möglich ist. Es ist individuell unterschiedlich wie stark welche Stressoren wirken.

Stress ist eine Interaktion des Individuums mit seiner Umwelt. Wann und vor allem wie stark wir Stress empfinden, hängt von folgenden 3 Ebenen ab:

1. physiologische Ebene nach Selye

- Alarmreaktion
  Der Körper schüttet vermehrt Adrenalin, Kortisol und Thyroxin aus, dies führt zu einer erhöhten Leistungsbereitschaft und Leistungsfähigkeit des Organismus.
- Widerstandsphase
  Der Organismus probiert verschiedene Bewältigungsstrategien, um mit dem Stressor zurechtzukommen. Bleibt die Belastung durch den Stressor bestehen, ist der Körper weiterhin leistungsfähig, wartet aber auf eine Erholungsphase. Der Körper wird durch die ständige Ausschüttung der Stresshormone physiologisch belastet. Wenn der Stress nun verschwindet, kann es noch zu einer vollständigen Regeneration des Organismus kommen.
- Erschöpfungsphase
  Wenn alle Bewältigungsstrategien des Individuums erfolglos bleiben, kommt es zu dieser Stressphase. Der Körper ist durch die ständige Alarmbereitschaft ausgelaugt und erschöpft. Die Stresshormone werden weiterhin ausgeschüttet und wirken belastend auf den Körper. Ab jetzt können die Folgen durch den Dau-

erstress nicht mehr behoben werden. Es kommt zu irreparablen Schädigungen des Organismus: z.B. Einbruch des Immunsystems, Geschwürbildungen, Herzinfarkt, Schlaganfall, Depressionen, chronische Schmerzen und Verspannungen, Übergewicht, Hilflosigkeit, Hoffnungslosigkeit und Passivität

2. psychologische Ebene

Stress ist der Zustand, der aus einer Interaktion eines Individuums mit seiner Umgebung resultiert. Das Individuum erlebt den Stress als individuell unterschiedlich starke Bedrohung. Die Person ist in ihrer Stabilität und in ihrem Wohlbefinden stark beeinträchtigt. Die zur Verfügung stehenden Bewältigungsmechanismen können den Stress vermeintlich oder tatsächlich nicht ausgleichen. Die Anforderungen der Umwelt an das Individuum übersteigen die Fähigkeiten des Individuums.

3. soziologische Ebene

Soziologen gehen davon aus, dass auch die größeren Rahmenbedingungen der sozialen Verhältnisse einen Einfluss auf Stress haben. Die eigenen Wertvorstellungen, gesellschaftliche und kulturelle Normen, religiöse Überzeugungen oder Erwartungen der Familie und des sozialen Umfeldes sind dafür verantwortlich, welche Situationen wir als Belastungen wahrnehmen und wie wir diese bewältigen.

Sie sehen, Stress ist individuell. Da es in diesem Buch jedoch um das Thema „Gesund und fit im Büro“ geht, möchte ich dem Thema „Stress in der Arbeitswelt“ ein größeres Augenmerk schenken. Fakt ist, dass durch den technologischen Fortschritt immer mehr in immer kürzerer Zeit erledigt werden kann. Die meisten von uns besitzen ein Handy, durch das man überall und immer erreichbar ist, an allen Büroarbeitsplätzen steht ein PC. Kurzum: Alles ist vernetzt, Viele sind permanent online! Durch diese Entwicklung haben auch die Anforderungen an jeden Einzelnen zugenommen. Es gilt immer mehr Aufgaben in immer kürzerer Zeit zu erledigen.

Weitere Faktoren, die zu Stress am Arbeitsplatz führen, können allgemeine Überforderung sein, Ärger mit dem Chef, den Kollegen oder gar die Angst um den eigenen Arbeitsplatz. Daher ist es wichtig, neben dem gezielten Stressabbau auch ein vernünftiges Zeitmanagement zu betreiben. Denn durch ständigen Zeitmangel gerät man unweigerlich in die Spirale „Stress". Stress über einen längeren Zeitraum führt neben psychischen auch zu physischen Erkrankungen.

Symptome wie innere Unruhe, Schlafstörungen, Kopfschmerzen, Bluthochdruck, Rückenschmerzen und das Fehlbelasten der Wirbelsäule, Schwindel und Herz-Kreislauf-Erkrankungen sind vielen von uns bereits bekannt. Durch Stress lässt unsere Leistungsfähigkeit nach und wir werden über kurz oder lang krank und dick. Deshalb möchte ich Ihnen ein paar Tipps an die Hand geben, wie Sie Stress bewältigen und abbauen können und wie Sie Ihre kostbare Zeit - gerade im Berufsalltag - besser managen. Beginnen wir mit ein paar Übungen, die Ihnen schnell die nötige Entspannung verschaffen werden.

„Das Strecken"

Das Strecken wird Ihnen Ruhe und Gelassenheit geben. Unsere Tagesleistungskurve wird durch Hochs und Tiefs bestimmt. Wenn wir uns im Hoch befinden, dann sind wir leistungsfähig und voller Elan und Kreativität. Wenn wir aber in das Tief fallen, dann ist das ein Signal unseres Körpers, dass er nach Ruhe und Entspannung sucht.
Verspüren Sie nicht auch manchmal das Bedürfnis, sich zu strecken

und zu recken? Dann befinden Sie sich mit großer Wahrscheinlichkeit in einem solchen Tief. Geben Sie also diesem Bedürfnis nach und STRECKEN Sie sich.

Das Tolle daran ist, dass Sie bereits nach wenigen Wiederholungen die Übung beherrschen werden. Üben Sie diese am besten zu Hause und wenn Sie diese „ im Schlaf" beherrschen, bauen Sie das „Strecken" einfach in Ihren Arbeitsalltag ein.

Anleitung: Stellen Sie sich aufrecht hin. Die Füße müssen dabei parallel schulterbreit auseinander stehen. Die Knie sind dabei ganz leicht gebeugt, die Arme hängen an den Seiten herunter. Das Gewicht verlagern Sie in Ihre Füße. Der Nacken und Rücken bildet eine Linie.
Heben Sie Ihre Hände so vor den Bauch, als würden Sie eine Schale bilden. Jetzt atmen Sie langsam ein, strecken Ihre Beine und führen die Hände langsam zu Ihrem Mund, so als würden Sie in der Schale etwas zu trinken haben. Stellen Sie sich vor, Sie würden tatsächlich etwas Erfrischendes trinken. Jetzt langsam ausatmen, währenddessen die Hände langsam nach außen drehen und die Arme langsam immer weiter in die Höhe strecken. Die Hände bleiben aber in der Form der Schale. Strecken Sie die Arme so lange nach oben, bis Ihr gesamter Körper ganz gestreckt ist. Nun gehen Sie in die Ausgangsposition zurück und wiederholen diese Übung 5-mal.

„Zählen der Atmung"

Das Zählen der Atmung führt dazu, dass sich Ihre Aufmerksamkeit - also Ihre Gedanken - von stressenden Alltagsthemen abwenden. Sie lenken Ihre ganze Konzentration auf Ihre Atmung. Damit bekommt Ihr Körper die Chance, neue Kraft zu tanken und sich zu erholen.
Betrachten Sie also das „Zählen der Atmung" auch als Ihren Energiespender.

Anleitung: Zählen Sie Ihre Atemzüge von eins bis zehn und versuchen Sie dabei langsam zu atmen. Konkret bedeutet das 1 = einatmen; 2 = ausatmen; 3= einatmen; 4 =ausatmen... bis 10 =ausatmen. Konzentrieren Sie sich dabei voll und ganz auf Ihre Atmung. Kommen Sie durcheinander, weil Ihre Gedanken abschweifen, dann beginnen Sie wieder von vorn. Sind Sie bei 10 = ausatmen angekommen, praktizieren Sie das Ganze in umgekehrter Reihenfolge. Nach ein paar Übungen sollte Ihnen dies bereits ohne Unterbrechungen gelingen. Sie nehmen nun nur noch Ihren Atem wahr und werden spüren, wie dieser Ihre Lungen nach und nach füllt. Wiederholen Sie diese Übung wenigstens 5-mal.

„Verzögerte Atmung"

Auch diese Methode habe ich in meinem Yogakurs gelernt und sehr zu schätzen gelernt. Denn mit der „verzögerten Ausatmung" können Sie sich sehr schnell entspannen, Müdigkeit abbauen und Stressreaktionen schnell abbauen bzw. verringern. Diese Methode hat sich ebenfalls in akuten Stresssituationen bewährt. Sie führt nachweislich zu einem ruhigeren Atem und dadurch zu einer Entspannung des gesamten Organismus.

Anleitung: Setzen Sie sich aufrecht auf einen Stuhl. Bleiben Sie dabei locker und stellen Sie die Füße aufrecht auf den Boden. Legen Sie nun die Handflächen auf Ihre Oberschenkel und schließen Sie die Augen. Atmen Sie normal ein und sofort wieder ganz langsam aus.
Das ganz Entscheidende bei dieser Übung: Die Ausatmung erfolgt sehr viel langsamer als das Einatmen, deshalb „verzögerte Ausatmung".
Nach dem Ausatmen werden Sie selbst spüren, dass es eine kleine Verzögerung bzw. Pause gibt, bevor Sie wieder einatmen.
Diese Übung machen Sie ca. 2 Minuten. Danach beenden Sie diese, indem Sie sich recken und strecken, dabei tief ein- und ausatmen und ganz langsam wieder die Augen öffnen.
Versprochen: Sie werden sich anschließend viel vitaler fühlen.

„Der Blick in die Ferne"
Durch die Arbeit am Computer ist Ihr Blick fast ununterbrochen auf den Bildschirm fixiert. Wenden Sie Ihren Blick regelmäßig vom Bildschirm weg und blicken Sie aus dem Fenster. Suchen Sie sich da einen Punkt in der Ferne. Suchen Sie sich das Weiteste, was Sie erkennen können und lassen Sie Ihre Augen am Horizont ‚wandern'. Das wirkt nicht nur beruhigend, sondern entspannt vor allem die Augen.

Muskelanspannung
Spannen Sie all Ihre Muskeln an und halten dabei die Luft an. Zählen Sie bis 5 und lösen Sie die Anspannung mit einem kräftigen Atemstoß.

„Durchatmen"
Sie haben soeben eine Arbeit abgeschlossen? Dann nutzen Sie diese Phase, um kurz innezuhalten, um dann entspannt die nächste Etappe zu meistern.
Anleitung: Lehnen Sie sich in Ihren Stuhl zurück. Schließen Sie die Augen und vergegenwärtigen Sie sich, welche Arbeit Sie eben erfolgreich beendet haben. Atmen Sie dabei langsam und tief ein. Beim langsamen Ausatmen verabschieden Sie sich von dieser Aufgabe.

„Sauerstoff tanken"
Unser Körper benötigt Sauerstoff, um zu funktionieren. Allein das Gehirn verbraucht schon 25 Prozent von dem, was wir einatmen. Sauerstoffmangel, häufig in Büros vorzufinden, beeinträchtigt jedoch nicht nur unsere Gesundheit, auch unsere Leistungsfähigkeit wird sehr stark beeinträchtigt. Nutzen Sie deshalb gezielt kleinere Pausen, um Sauerstoff zu tanken.

Anleitung: Stellen Sie sich an ein offenes Fenster oder gehen Sie an die frische Luft. Legen Sie nun Ihre Hände so zusammen, dass alle

5 Fingerkuppenpaare zueinander Kontakt haben. Drücken Sie ca. 10 Atemzüge lang die Fingerkuppen aneinander und atmen Sie dabei tief ein uns aus. Durch diese tiefgehende Atmung, wird Ihr gesamter Organismus mit Sauerstoff versorgt. Wenn Sie häufig unter Kopfschmerzen oder Migräne leiden, sollten Sie sich mit der Progressiven Muskelentspannung auseinandersetzen. Diese einmal gelernt, hilft in vielen Stresssituationen die nötige Distanz zu bekommen.

Lassen Sie folgende Anti-Stress-Tipps zu Ihrer Gewohnheit werden, und Sie werden sich gesünder, vitaler und entspannter fühlen.

Anti-Stress-Tipps

1. Denken Sie positiv.
2. Lernen Sie NEIN zu sagen.
3. Betrachten Sie Misserfolge als Erfahrungsmöglichkeiten.
4. Lernen Sie sich und Ihre Zeit richtig zu organisieren.
5. Schaffen Sie sich ein Arbeitsumfeld, wo Sie sich wohl fühlen.
6. Schränken Sie den Konsum von „Giftstoffen" wie Nikotin, Alkohol und Süßigkeiten ein.
7. Ernähren Sie sich - auch im Büro - gesund und ausgewogen.
8. Bewegen Sie sich. Suchen Sie sich als Ausgleich zu Ihrer Büroarbeit eine Sportart, die Ihnen Spaß macht. Schwimmen eignet sich hervorragend als Ausgleich zum täglichen Sitzen.
9. Lernen Sie die Entspannungs- sowie Fitness-Büro-Übungen und bauen Sie diese regelmäßig in Ihren Arbeitsalltag ein. Um dies zu einer angenehmen Gewohnheit werden zu lassen, bauen Sie diese nach jeder erledigten Aufgabe ein.
10. Planen Sie feste Pausenzeiten ein, damit sich das Gehirn wieder erholen kann. Aller 2 Stunden ca. 10 Minuten reichen da schon.
11. Vermeiden Sie Ablenkungen jeglicher Art.

12. Beginnen Sie morgens mit den wichtigsten Arbeiten.
13. 13. Multitasking? Liebe Frauen, vergessen Sie's, wenn Sie zeitoptimiert und stressfrei arbeiten wollen. Glauben Sie mir, ich spreche aus Erfahrung.
14. Lassen Sie die Arbeit im Büro! Sobald Sie diese mit nach Hause nehmen, setzen Sie sich wieder Stress aus. Schneller und besser wird sie dadurch nicht unbedingt.

Schnelle Rezepte

Nur durch eine gesunde und ausgewogene Ernährung sind wir in der Lage, leistungsfähig und fit im Büro zu bleiben. Aus diesem Grunde gebe ich Ihnen hier Rezepte an die Hand, die wirklich schnell zubereitet sind. Viele dieser Rezepte kann man untereinander variieren und bei einer klugen Planung kann man bereits während der Zubereitung des Abendessens, den Büroimbiss gleich mit vorbereiten. Ein paar wirklich leckere Rezepte habe ich mir von meiner Oma abgeschaut und diese bei Bedarf etwas aufgepeppt.

Zunächst ein paar Basics, wie das Zubereiten einer Gemüse- und Geflügelbrühe sowie einer fertigen Müslimischung. Das alles kann man an einem Wochenende zubereiten. So hat man unter der Woche immer frische und gesunde Basics vorhanden, um schnell etwas Leckeres zuzubereiten.

***

Gemüsebrühe

<u>Zutaten für ca. 2,5 Liter:</u> 1 Zwiebel, 2 Lauchstangen, 4 Selleriestangen oder 1 Sellerieknolle, 4 Möhren, wenn vorhanden 2 Pastinaken, 4 Knoblauchzehen, 2 Lorbeerblätter, 8 Pfefferkörner, Petersilie und Salz, 1 EL Rapsöl, 3 Liter Wasser

<u>Zubereitung:</u> Einen großen Topf mit 1 EL Rapsöl erhitzen und das Gemüse darin 3 bis 5 Minuten andünsten. Das Gemüse darf nicht anbräunen, ggfs. umrühren. Mit 3 Liter Wasser aufgießen und aufkochen lassen. Sollte sich Schaum bilden, diesen mit einer Kelle abnehmen.

Die Lorbeerblätter, Knoblauchzehen, Petersilie, Salz und Pfefferkörner hinzugeben. Die Herdhitze reduzieren und den Sud ca. 1 Stunde leicht köcheln lassen. Die Gemüsebrühe durch ein feines Sieb gießen. Die festen Zutaten dabei etwas ausdrücken. In mit heißen Wasser ausgespülte Gläser umfüllen, fest verschließen und im Kühlschrank aufbewahren. (Aufbewahrungszeit ca. 1 Woche)

***

Geflügelbrühe

<u>Zutaten für 1,5 Liter Brühe:</u> 1 Suppenhuhn, 2 Zwiebeln, 2 Karotten, 2 Knoblauchzehen, 2 Lauchstangen, 1 bis 2 Sellerieknollen oder 2 Selleriestangen, 1 TL Salz und Pfeffer, 2 Lorbeerblätter, 2 Pimentkörner, 2,5 Liter Wasser

<u>Zubereitung:</u> Das Gemüse waschen, putzen und in grobe Stücke schneiden. Einen großen Topf mit etwas Rapsöl erhitzen und die Zwiebel darin andünsten lassen. Das restliche Gemüse dazugeben und ebenfalls kurz andünsten lassen. Nun den Topf mit 2,5 Liter Wasser aufgießen. Das Huhn gründlich waschen und in das kalte Wasser im Topf geben. Da das Eiweiß des Huhns ab 70 Grad gerinnt, bildet sich weißer Schaum im Topf. Diesen immer wieder abschöpfen.
Sobald die Brühe zu kochen beginnt, die Gewürze wie Lorbeerblätter, Pimentkörner, Salz und Pfeffer dazugeben. Die Brühe auf kleiner Flamme für ca. 2 Stunden offen vor sich hin köcheln lassen.
Das Huhn herausnehmen (kann man für weitere Gerichte verwenden) und die Brühe durch ein mit einem Tuch ausgelegten Sieb abseihen. Die Brühe in mit heißem Wasser ausgespülte Gläser abfüllen und im Kühlschrank (ca. 4 Tage) aufbewahren. Man kann sie auch gut einfrieren.

***

Müsli selbstgemacht

Zutaten: 75g Butter, 400g kernige Haferflocken (wenn nicht vorhanden dann feine Haferflocken), 100g Mandelblättchen, 50g grob gehackte Haselnüsse und 50g grob gehackte Walnüsse, 50g Sonnenblumen- oder Kürbiskerne, 150 g flüssiger Honig, 75g getrocknete Aprikosen

Zubereitung: Butter in einer Pfanne bei mittlerer Hitze schmelzen lassen. Alle anderen Zutaten in einer Schüssel gut vermengen und die geschmolzene Butter untermischen. Ein Backblech mit Backpapier auslegen und die Mischung darauf verteilen. Dieses in den vorgeheizten Backofen (keine Umluft) bei ca. 175 Grad ca. 20 bis 30 Minuten rösten. Ab und an das Ganze wenden. Herausnehmen und vollständig abkühlen lassen.
Die Aprikosen - wenn gewünscht, geht auch anderes getrocknetes Obst wie z.Bsp. auch Datteln - klein schneiden und unterheben.
Die Mischung in einem luftdicht verschlossenen Behälter geben. Das Müsli hält sich so ca. 1 bis 2 Wochen. So haben Sie unter der Woche eine fertige Müslimischung, das Sie nur noch durch die Zugabe von Milch, Joghurt, Obst oder Kefir verfeinern brauchen.

Frühstücksvarianten

***

Apfelquark

Zutaten:200g Quark, 1 Apfel, 1 TL Leinöl, evtl. zum Süßen etwas Honig oder Apfeldicksaft, Mandeln oder Nüsse

Zubereitung: Mandeln oder Nüsse zerkleinern, Apfel raspeln, alles in 200g Quark einrühren, mit Obst der Saison dekorieren z.B. mit Mandarinen
Bürotipp: Lässt sich sehr gut vorbereiten und mit zur Arbeit nehmen.

***

Süßer, aber gesunder Brotaufstrich

Zutaten: Körnermischung bestehend aus Kürbis- und Sonnenblumenkernen, 1 Portion Obst nach Wahl (am besten Saisonobst, denn hier sind die Vitamine wirklich vorhanden), Zimt und etwas Vanillemark aus der Schote

Zubereitung: Die Körnermischung in einer Pfanne unter ständigem Rühren anrösten. Wenn nötig mit etwas Öl die Körnermischung anrösten. Das Öl am besten aus der Sprühflasche, da man es besser dosieren kann, denn die Körner enthalten auch schon reichlich Fette. Das Obst waschen und zerkleinern. Das Obst mit den Körnern vermengen und pürieren. Zum Schluss mit etwas Zimt und dem Vanillemark abschmecken.

***

Knusper-Erdbeer-Müsli

Zutaten: ca. 250g Erdbeeren, selbstgemachtes Knuspermüsli, 1/4 Liter frisch gepressten Orangensaft oder wahlweise 1 kleinen Becher Bio-Naturjoghurt

Zubereitung: Erdbeeren waschen, putzen und halbieren oder vierteln. In einer Schüssel mit ca. 9 EL Knuspermüsli vermengen und mit dem Orangensaft übergießen.

***

Joghurt mit Clementinen und Cranberrys

Zutaten: 250g Naturjoghurt, 3 Clementinen, 2 EL ungezuckerte, getrocknete Cranberrys, 2 EL gehackte Walnüsse

Zubereitung: Das Obst putzen, in mundgerechte Stücke schneiden und zusammen mit den Cranberrys und den Walnüssen unter den Joghurt mischen.

***

Power-Smoothie

Zutaten: 3 Äpfel, 2 kleine Bananen, 150 g Molke (man kann diese auch selbst machen, indem man Molkepulver mit Wasser vermengt), 3 EL Haferflocken

Zubereitung: Äpfel waschen, vierteln, das Kerngehäuse herausschneiden und in Stücke schneiden. Bananen schälen und in Stücke schneiden. Die Apfelstücke, Bananen, Molke und Haferflocken in einen Mixer geben und pürieren.

***

Papaya-Smoothie

Zutaten: 1/4 Banane, 50 g Papaya, 150 g Naturjoghurt, 5 EL Milch, 2 EL Haferflocken (bei Bedarf)

Zubereitung: Banane und Papaya schälen und in Stücke schneiden. Joghurt, Milch und Haferflocken verrühren. Obst und Joghurt in ein hohes Gefäß geben und pürieren.

***

Beeren-Smoothie

Zutaten: ca. 70g frische oder gefrorene gemischte Beeren (TK-Beeren am Abend zuvor auftauen), 1/2 TL Honig oder Agavendicksaft, 2 EL Haferflocken, 100 ml Milch

Zubereitung: Frische Beeren putzen, gefrorene Beeren verarbeiten. Die Beeren mit den Haferflocken, Milch und Honig in einen Mixer geben und pürieren.

***

Erdbeer-Haferflocken-Müsli

Zutaten: 125g Erdbeeren, 1 TL Limettensaft, 1 Becher Dickmilch, 3 EL Haferflocken, 1 TL Honig oder Agavendicksaft

Zubereitung: Erdbeeren putzen, waschen und in mundgerechte Stücke schneiden. Mit Limettensaft beträufeln und die Haferflocken darüber streuen. Die Dickmilch mit Honig vermengen und über die Erdbeer-Haferflocken-Mischung geben. Wer keine Dickmilch mag, nimmt Naturjoghurt.

Dies soll nur eine kleine Auswahl an gesunden und schnellen Frühstücksvarianten sein. Ich denke, ich habe Ihnen damit eine kleine Anregung gegeben. Nun liegt es an Ihnen, sich daraus Ihr ganz individuelles Frühstück zusammenzustellen.

Hier für Sie nochmal zusammengefasst, was ein gesundes Frühstück ausmacht:

1. Obst und Gemüse
   Diese enthalten wertvolle Mineralstoffe, Vitamine und sekundäre Pflanzenstoffe, die den Stoffwechsel anregen.
2. Getreide
   Haferflocken oder auch Dinkelflocken enthalten wertvolle Kohlenhydrate, die gut für unser Gehirn und unsere Muskeln sind. Außerdem halten diese lange satt.
3. Milch und Milchprodukte
   Milch liefert neben Energie vor allem Eiweiß, wertvolle Fette und Kalzium. Nehmen Sie hochwertige Vollmilch. Diejenigen, die keine Milch vertragen, können alternativ Ziegenmilch verwenden. Diese ist für unseren Körper verträglicher.
4. Nüsse und Samen
   Diese enthalten essentielle Fettsäuren, Vitamine E und B sowie Zink. Auch Eisen ist enthalten. Eisen erhöht unsere Konzentration, das Denk- und unser Reaktionsvermögen. Geben Sie zum Beispiel ein bis zwei Esslöffel Nüsse oder Samen in Ihren Joghurt, ins Müsli oder in Ihren Smoothie (hier mit pürieren).
5. Getränke
   Das Trinken sehr wichtig ist, habe ich bereits im Kapitel 7 beschrieben. Wenn Sie auf nüchternem Magen ein Glas lauwarmes Wasser mit einem Spritzer Limetten- oder Zitronensaft trinken, kurbelt das Ihren Stoffwechsel an. Auch sind bestens ungesüßte

Tees geeignet. Wer auf den Kaffee nicht verzichten mag, sollte Zucker und Süßstoff weglassen.

Gesunde Bürosnacks

***

Putenbrust-Carpaccio

Zutaten: 1 Portion Gemüse (bestehend z.B. aus Blattsalat, Kohlrabi, Paprikaschote), 1 Portion geräucherte Putenbrust (keine eingeschweißte da sie Geschmacksverstärker enthalten), 1 EL Apfelessig, 1 EL geschnittenen Schnittlauch

Zubereitung: Salat putzen und waschen. Kohlrabi in Scheiben schneiden, Paprika würfeln. Die Salatblätter in einer Frischhaltebox oder auf einem Teller, den Sie mit ins Büro nehmen können, trappieren. Die Kohlrabischeiben darauf anrichten und mit Salz und Pfeffer würzen. Die Putenbrust in dünne Scheiben schneiden, auf den Kohlrabi legen und mit Apfelessig beträufeln. Zum Schluss die Paprikawürfel und den klein geschnittenen Schnittlauch darüber streuen.

***

Schinkenröllchen

Zutaten: 1 Portion Gemüse (Möhren, Paprika, Gurken, Blattsalat), 1 Portion Schinken, Salz und Pfeffer

Zubereitung: Gemüse putzen, waschen und eventuell schälen. Möhren, Paprika und Gurken in dünne Streifen schneiden, salzen und pfeffern. Blattsalat putzen und waschen und auf einem Teller oder in der Frischhaltebox anrichten.
Die Gemüsestreifen in den Schinken einrollen und auf den Salat legen.

***

Avocado mit Putenbrust

Zutaten: 1 reife Avocado, 2 EL frisch gepressten Limettensaft, 100g Kirschtomaten, 100g frischen Putenbrust-Aufschnitt, 2 EL Olivenöl, Salz und Pfeffer

Zubereitung: Als erstes Limettensaft auspressen. Die Avocado halbieren, den Stein entfernen, schälen und in feinen Streifen schneiden. Auf einem Teller anrichten und sofort mit dem Limettensaft beträufeln. Dieser verhindert, dass die Avocado braun wird.
Die Kirschtomaten waschen, halbieren und ebenfalls auf dem Teller anrichten. Nun noch den Putenbrust-Aufschnitt dazu legen. Mit dem Olivenöl beträufeln und mit Salz und Pfeffer abschmecken.
Wenn Sie diesen Snack morgens essen möchten, dann können Sie gern eine Scheibe Roggenbrot oder Vollkornbrot dazu essen.

15–Minuten-Feierabendgerichte

***

Feldsalat mit gegrilltem Ziegenkäse

Zutaten für 2 Personen: 200g Feldsalat, 4 bis 8 Tomaten (je nach Größe), 6 Ziegenkäsetaler, 1 bis 2 Karotten, Olivenöl, Weißweinessig, etwas Honig oder Agavendicksaft, Thymianblätter

Zubereitung: Den Feldsalat putzen, waschen und trockenschleudern und auf einem Teller anrichten. Die Karotten schälen und mit einem Sparschäler Streifen schälen. Diese kurz in einer Pfanne mit Olivenöl dünsten und zum abkühlen beiseite stellen. Die Tomaten waschen, vierteln und auf dem Salat arrangieren.
Den Ziegenkäse auf ein mit Backpapier ausgelegtes Backblech legen, etwas Agavendicksaft oder Honig darauf träufeln und die gezupften Thymianblätter darüber streuen. In den Ofen schieben und kurz grillen lassen.
In der Zwischenzeit das Olivenöl mit dem Weißweinessig vermengen und über den Salat geben. Die Karottenstreifen ebenfalls auf dem Salat arrangieren und die fertigen Ziegenkäsetaler darauf legen. Mit Pfeffer würzen.

***

Feldsalat mit weißen Bohnen

Zutaten für 2 Personen: 160g weiße Bohnen, 2 kleine Äpfel, 3 Handvoll Feldsalat, 4 Tomaten, Petersilie, Olivenöl, Balsamicoessig (weiß), Apfelsaft, Salz und Pfeffer

Zubereitung: Die Bohnen kalt abspülen und abtropfen lassen. Die Äpfel waschen, entkernen und in feine Spalten schneiden.
Den Feldsalat putzen, waschen, trockenschleudern und auf einem Teller anrichten. Die Bohnen und die Apfelspalten ebenfalls darauf verteilen.
Für das Dressing die Tomaten waschen, putzen und klein würfeln. Diese mit 1 TL Olivenöl, 2 EL Balsamicoessig, 2 bis 3 EL Apfelsaft und etwas Salz und Pfeffer vermengen und über den Salat geben.

***

Rucolasalat mit Forellenfilets

Zutaten für 2 Personen: 160 g Rucola, 100 g Sprossen, 200g geräuchertes Forellenfilet, 4 EL Nussöl, 4 EL Himbeeressig, 2 EL frisch gepresster Orangensaft, 2 EL frisch gepressten Limettensaft, 4 EL Pinienkerne

Zubereitung: Die Sprossen mit kochendem Wasser übergießen, kalt abspülen und abtropfen lassen.
Die Pinienkerne in einer Pfanne ohne Fett anrösten und beiseite stellen.
Den Rucola waschen, trockenschleudern und in mundgerechte Stücke zupfen. Auf einem Teller anrichten und die Sprossen darüber geben.
Für das Dressing das Nussöl, den Himbeeressig und den Limetten- und Orangensaft miteinander vermengen und mit Salz und Pfeffer abschmecken.
Die Forellenfilets auf dem Salat anrichten, die Pinienkerne darüber streuen und das Dressing über den Salat träufeln.

***

Räucherlachs auf Gurkensalat

Zutaten für 2 Personen: 4 Scheiben Räucherlachs, 6 Radieschen, 1 kleine Salatgurke, 2 Eier, 1/2 Bund Dill, 2 EL Naturjoghurt, 1 TL Senf, 2 EL Olivenöl, 2 EL Balsamicoessig (weiß), Salz und Pfeffer

Zubereitung: Die Eier wachsweich kochen lassen. Kalt abspülen und abkühlen lassen.
Radieschen und Gurke waschen, trocknen und in sehr dünne Scheiben schneiden oder hobeln. Dill waschen, trockenschleudern, abzupfen und fein hacken.
Für das Dressing den Joghurt mit dem Essig/ Öl, Senf und Dill vermengen und mit Salz und Pfeffer abschmecken.

***

Melone mit Schinken und Bärlauchpesto

Zutaten für 2 Personen: 1/2 Honigmelone, 6 Scheiben Parmaschinken, etwas Bärlauchpesto

Zubereitung: Die Melone in Spalten schneiden, das Fruchtfleisch von der Schale trennen und den Parmaschinken um die Spalten legen. Auf einem Teller anrichten. Bärlauchpesto mit etwas Olivenöl vermengen und etwas über die Melonenspalten träufeln.

***

Putencarpaccio

Zutaten für 2 Personen: 160 g frischen Putenbrust-Aufschnitt, 2 kleine Gurken, 2 Orangen, 150g Naturjoghurt, 4 EL Magerquark, 1 Limette, 4 EL Schnittlauchröllchen, 4 EL Kapern, 2 TL Sesam, Salz, edelsüßer Paprika, Cayennepfeffer

Zubereitung: Den Sesam in einer Pfanne ohne Öl kurz anrösten und abkühlen lassen.
Putenbrustscheiben auf einem Teller anrichten.
Orange schälen und filetieren. Den Saft der Orange in einer Schüssel auffangen. Den benötigen wir für die Kaperncreme. Die Gurken schälen und in dünne Scheiben schneiden.
Die Orangenscheiben und Gurkenscheiben ebenfalls auf dem Teller anrichten.
Für die Kaperncreme müssen Sie ca. 2 TL Limettenschale abreiben. Diese in den aufgefangenen Saft der Orange geben. Die Limette auspressen und den Saft ebenfalls dazugeben. Nun den Joghurt, Quark und Olivenöl dazugeben und gut verrühren. Schnittlauchröllchen und Kapern unterheben und mit Salz, Cayennepfeffer und edelsüßem Paprika abschmecken. Die Kaperncreme auf dem Teller anrichten und den Sesam darüber streuen.

***

Rindercarpaccio mit Rucola, Champignons und Parmesan

Allgemeines: Für diese Vorspeise nimmt man zartes Rinderfilet. Um es für das Carpaccio in hauchdünne Scheiben schneiden zu können, rollt man das Rinderfilet eng in Frischhaltefolie ein und legt es für ca. 2-3 Stunden in das Tiefkühlfach. Das Fleisch wird dann im halbgefrorenen Zustand mit einer Schneidemaschine oder einem elektrischen Messer in hauchdünne Scheiben geschnitten. Natürlich kann man dieses auch bei dem Fleischer seines Vertrauens anfordern.

Zutaten für 2 Personen: 200g Rinderfilet, 75 g Rucola, 2 große, weiße Champignons, 50g Parmesan am Stück, 2 EL Olivenöl, 4 EL dunklen, cremigen Balsamicoessig, Salz, Pfeffer, Limettensaft

Zubereitung: Das Rindercarpaccio auf einem Teller fächerförmig an-

richten und mit frisch ausgepresstem Limettensaft beträufeln.
Die Champignons putzen und in hauchdünne Scheiben schneiden. Diese auf dem Rindercarpaccio verteilen. Den Rucola putzen, waschen, trockenschleudern, in mundgerechte Stücke zupfen und über das Carpaccio verteilen.
Den Balsamicoessig mit Olivenöl vermengen, salzen und pfeffern und über das Carpaccio und den Rucola träufeln. Den Parmesan in Stücke hobeln und über das Carpaccio verteilen.

***

Fruchtiger Feldsalat mit Radieschen

Zutaten für 2 Personen: 100g Feldsalat, 10 Radieschen, 2 Äpfel, 20 g Parmesan am Stück, 2 TL Limettensaft, 2 TL Olivenöl, 2 TL weißer Balsamicoessig, 1 TL Senf, 2 TL Petersilie, Salz und Pfeffer

Zubereitung: Den Feldsalat putzen, waschen und klein zupfen. Die Radieschen putzen, waschen und in dünne Scheiben schneiden. Den Apfel waschen und in Stifte schneiden und mit dem Limettensaft vermengen (damit die Apfelstifte nicht braun werden). Den Parmesan in grobe Stücke hobeln.
Den Salat, die Radieschen und Äpfel miteinander vermengen und auf einem Teller anrichten. Den gehobelten Parmesan darüber verteilen.
Für das Dressing das Olivenöl, den Balsamicoessig und den Senf mit 2 EL Wasser vermengen und mit Salz und Pfeffer abschmecken. Das Dressing über den Salat verteilen und mit frischer Petersilie dekorieren.

20-Minuten-Feierabendgerichte

***

Salat mit Ziegenkäse und Himbeeren

Zutaten für 2 Personen: 1/4 Kopf Friseesalat oder Römersalat, Kapuzinerblüten, 2 kleine Ziegenkäsetaler, 60g Himbeeren, 1/2 TL Walnüsse, 1/2 TL Kürbiskerne oder Pinienkerne, 1/2 TL Himbeeressig, 1 EL Walnussöl, 1/2 TL Agavendicksaft oder Honig, Salz und Pfeffer

Zubereitung: Die Kürbiskerne bzw. Pinienkerne in einer Pfanne ohne ÖL kurz rösten und abkühlen lassen.
Salat putzen, waschen, trockenschleudern und in mundgerechte Stücke zupfen und auf einem Teller anrichten. Die Blüten der Kapuzinerkresse und Himbeeren putzen und kurz abspülen. Gut abtropfen lassen. Die Blüten der Kapuzinerkresse trocken tupfen. Die Himbeeren und den Ziegenkäse auf dem Salat verteilen.
Für das Dressing den Essig und den Honig vermengen und das Öl untermischen. Gut verrühren bis es eine homogene Masse ergibt. Mit Salz und Pfeffer abschmecken. Das Dressing über den Salat verteilen. Mit den Kürbiskernen und den Blüten der Kapuzinerkresse dekorieren.

***

Fruchtiger Salat

Zutaten für 2 Personen: 1 große rote Zwiebel, 2 gelbe und grüne Paprikaschoten, Fetakäse, 4 bis 8 Tomaten (je nach Größe), 4 Pfirsiche, 4 EL Weinessig, 6 EL Olivenöl, Salz und Pfeffer

Zubereitung: Alle Zutaten waschen, putzen, in feine Würfel schneiden und in einer Schüssel vermengen.
Für das Dressing den Essig, das Olivenöl, Salz und Pfeffer vermengen und über den Salat geben. Dieses für ca. 10 Minuten ziehen lassen und dann den Fetakäse in grobe Stücke geschnitten darüber geben.

***

Pilz-Omelette

Zutaten für 2 Personen: 200g Champignons, 2 Schalotten oder 2 Lauchzwiebeln, 2 EL Rapsöl, 4 Eier, 6 EL Mineralwasser, 2 EL gehackte Petersilie, Salz und Pfeffer

Zubereitung: Die Champignons putzen und würfeln. Die Schalotten bzw. Lauchzwiebeln putzen und ebenfalls fein würfeln. Beides in einer Pfanne mit Rapsöl andünsten.
Die Eier mit Mineralwasser und Petersilie verquirlen, salzen und pfeffern und über die Champignons und Zwiebeln in die Pfanne gießen. Mit geschlossenem Deckel stocken lassen und zwischendurch einmal wenden.

***

Fruchtiger Rucola-Salat mit Hähnchenbrustfilets

Zutaten für 2 Personen: 1 Bund Rucola, 1 Frühlingszwiebel, 1 Pfirsich, 1 Hähnchenbrustfilet, Pistazienkerne, Rapsöl, Rotweinessig, Salz und Pfeffer

Zubereitung: Den Rucola putzen, waschen und trockenschleudern. Pfirsich waschen, entsteinen und in Streifen schneiden. Die Frühlingszwiebeln putzen und in dünne Ringe schneiden.
1 EL Pistazien in einer heißen Pfanne ohne Öl rösten und abkühlen las-

sen. Das Hähnchenbrustfilet abspülen, trockentupfen und in Streifen schneiden. Diese in einer Pfanne mit Rapsöl beidseitig scharf anbraten. Für das Dressing 1 EL Essig, 1 EL Öl, Salz und Pfeffer vermengen. Rucola, Pfirsichstreifen und die Frühlingszwiebeln auf einem Teller anrichten, die Hähnchenbruststreifen darauf geben und mit dem Dressing beträufeln. Zum Schluss die Pistazien darüber streuen.

***

Fruchtiger Rucola-Salat mit Ziegenkäse

Zutaten für 2 Personen: 150 g Rucola, 150 g Erdbeeren, 2 kleine Picando (Ziegenfrischkäse), 1 EL Pinienkerne, 1 EL Walnussöl, 2 EL Erdbeeressig (alternativ auch Himbeeressig oder weißer Balsamicoessig), Salz, Pfeffer, 1 EL frische gehackte Minze, 2 TL Honig, 2 TL Kapern

Zubereitung: Den Salat putzen, waschen, trockenschleudern und in mundgerechte Stücke schneiden/zupfen. Auf einem Teller anrichten.
Die Erdbeeren putzen, waschen und je nach Größe halbieren oder vierteln. Anschließend auf dem Teller anrichten.
Die Pinienkerne in einer Pfanne ohne Öl anrösten und abkühlen lassen.
Den Ziegenkäse mit etwas Honig beträufeln, auf ein mit Backpapier ausgelegtes Blech legen und im Backofen kurz grillen lassen. Er darf nicht zerlaufen.
Für das Dressing das Öl mit Essig verrühren und mit Salz und Pfeffer abschmecken. Die gehackte Minze unterheben. Nun das Dressing über den Salat und die Erdbeeren träufeln und den Ziegenkäse ebenfalls auf dem Teller anrichten. Diesen mit den Kapern und Pinienkernen bestreuen.

***

Feldsalatsuppe mit Räucherlachs

Zutaten für 2 Personen: 1 Zwiebel, 1 Knoblauchzehe, 2 Scheiben Bacon, 100g Feldsalat, 1 Scheibe Räucherlachs

Zubereitung: Feldsalat waschen und putzen. Zwiebel und Knoblauch schälen und klein schneiden. Bacon würfeln. Bacon in einer Pfanne mit 1 TL Rapsöl anbraten und die Zwiebel und den Knoblauch darin glasig dünsten.
Das Ganze in einen größeren Topf umfüllen, den Feldsalat dazugeben und eine Tasse Wasser dazugeben. Etwa 10 Minuten leicht köcheln lassen. Anschließend fein pürieren und mit frischem Pfeffer abschmecken. Auf einem Teller anrichten und den klein geschnittenen Räucherlachs darüber geben.

***

Gefüllte Paprika

Zutaten für 2 Personen: 4 Spitzpaprika (rot), 200g Fetakäse, gemischte Kräuter wie Rosmarin, Thymian, Petersilie, Pfeffer

Zubereitung: Paprika waschen, Deckel abschneiden und Kerngehäuse entfernen. Fetakäse zerkleinern, 2/3 der gehackten Kräuter untermengen und pfeffern. Die Masse in die Paprika füllen. Olivenöl mit den restlichen Kräutern vermengen und die Paprika damit bestreichen. Die Paprika in einer Pfanne mit etwas Olivenöl beidseitig kurz anbraten und für weitere 5 bis 10 Minuten in den Backofen unter den Grill schieben.

***

Schnelle Tomatensuppe

Zutaten für 2 Personen: 12 Tomaten, 2 rote Zwiebeln, 2 Knoblauchzehen, 1 TL Olivenöl, 400 ml Gemüsebrühe, 20g saure Sahne, Salz und Pfeffer, Kräuter der Provence

Zubereitung: Die sehr reifen Tomaten waschen und vierteln. Die Zwiebel und den Knoblauch schälen und ebenfalls vierteln. Das Olivenöl in einem Topf erhitzen und die Tomaten, Zwiebeln und den Knoblauch kurz darin andünsten. Mit der Gemüsebrühe auffüllen und 10-15 Minuten leicht köcheln lassen. Die Suppe mit einem Pürierstab pürieren und mit den Gewürzen und Kräutern abschmecken. Die saure Sahne dazugeben und umrühren.

***

Avocado-Tomaten-Salat

Zutaten für 2 Personen: 200 g Riesengarnelen oder etwas mehr an „normalen" Garnelen, 1 Avocado, 500g Kirschtomaten, 1/2 Bund Schnittlauch, 1 Limette, Olivenöl, Salz und Pfeffer, evtl. Chilischote, weißer Balsamicoessig, 1 TL Honig

Zubereitung: Die Limette halbieren. Eine Hälfte auspressen und den Saft auffangen.
Die Tomaten waschen, putzen und halbieren. Den Schnittlauch waschen, trocknen und in kleine Röllchen schneiden. Die Avocado halbieren, entsteinen, schälen und grob würfeln.
Die Tomaten, den Schnittlauch und die Avocado miteinander vermengen und sofort den Limettensaft unterheben. Damit wird die Avocado nicht braun. Die andere Hälfte der Limette in Scheiben schneiden.
Die Garnelen in einer Pfanne mit heißem Olivenöl kurz anbraten und

die Limettenscheiben dazugeben.
Wer es etwas scharf haben möchte, kann nun noch ein paar Chilischoten-Scheiben dazugeben. Mit einem Schuss weißen Balsamicoessig und 1 TL Honig ablöschen, kurz vermengen und auf dem Salat anrichten.

***

Chinesische Entenbrust auf Gemüse

<u>Zutaten für 2 Personen:</u> 200 g Entenbrust, 300g Karotten, 3 Frühlingszwiebeln, 1 Chilischote, 300 g Bambussprossen, 100 ml Geflügelfond, 5 EL Sojasauce, 3 EL Reiswein, Pfeffer

<u>Zubereitung:</u> Karotten schälen und in schräge Scheiben schneiden. Chilischote waschen, entkernen und in dünne Scheiben schneiden. Die Frühlingszwiebeln putzen und in dünne Scheiben schneiden. Bambussprossen abbrausen und abtropfen lassen und in Stücke schneiden.
Eine beschichtete Pfanne mit etwas Rapsöl heiß werden lassen und die Entenbrust auf der Hautseite (kreuzweise eingeschnitten) knusprig anbraten lassen. Dann wenden und die andere Seite ebenfalls kurz anbraten lassen. Entenbrust herausnehmen und in eine feuerfeste Form legen. Salzen und pfeffern und 10 Minuten in den vorgeheizten Backofen bei 150 Grad ziehen lassen.
Das Gemüse in dem von der Ente erhaltenen Bratenfond unter Rühren anbraten, mit dem Geflügelfond ablöschen und ca. 5 Minuten weitergaren lassen. Mit Sojasauce und Reiswein abschmecken.
Die Entenbrust in Scheiben schneiden und mit dem Gemüse auf einem Teller anrichten.

30–Minuten-Feierabendgerichte

***

Rosmarin-Orangen-Fischpäckchen

Zutaten für 2 Personen: 2 Kabeljau- oder Seehechtfilets, 2 große oder 4 kleine Rosmarinzweige, 1 Bio-Orange, 1 EL Rapsöl, Salz und Pfeffer

Zubereitung: Orange gründlich waschen (am besten unter heißem Wasser), trockenreiben und halbieren. Aus der Mitte heraus 4 dünne Scheiben herausschneiden. Rosmarin waschen und trockenschütteln.
1 Zweig pro Fischfilet beiseitelegen und die restlichen Rosmarinnadeln sehr fein hacken.
Fischfilets abspülen und trockentupfen. Mit Salz und Pfeffer würzen und mit den gehackten Rosmarinzweigen einreiben. Pro Fischfilet zwei Orangenscheiben und darauf einen Rosmarinzweig legen, auf das Fischfilet legen und mit einem Küchengarn befestigen.
Eine ofenfeste Form mit Rapsöl einpinseln und die Fischpäckchen darauf legen und beidseitig ca. 5 Minuten grillen.

***

Karotten-Ingwer-Suppe

Zutaten für 3 bis 4 Personen: 800g Karotten, 1 Stück Ingwer (ca. 2 cm oder 5 g), 1 l selbstgemachte Gemüsebrühe, 150 ml frisch gepressten Orangensaft, 1 TL Honig oder Agavendicksaft, bei Bedarf etwas Chili, Safranfäden

Zubereitung: Karotten schälen und in kleine Stücke schneiden. Ingwer ebenfalls schälen und klein schneiden. Beides in der Gemüsebrühe kochen lassen und sämig pürieren. Nun den Orangensaft, Honig und, wenn gewünscht, die ebenfalls klein geschnittene Chilischote dazugeben, nochmals pürieren und für ca. 5 Minuten köcheln lassen.

Tipp: Wenn die Flüssigkeit zu wenig geworden ist, noch etwas Gemüsebrühe dazugeben oder frisch gepressten Orangensaft-je nach Geschmack.

Auf dem Teller anrichten und mit Safranfäden dekorieren.

Bürotipp: Diese kann man am folgenden Tag auch heiß in einer Thermoskanne mit ins Büro nehmen oder man erwärmt sich diese direkt im Büro.

***

Gemüsepfanne mit Schafskäse

Zutaten für 2 Personen: 2 Paprikaschoten, 2 Zucchini, 1 rote Zwiebel, 1 Knoblauchzehe, 250 g Kirschtomaten, 150g Schafskäse, 50 ml selbstgemachte Gemüsebrühe, je 1 Zweig Rosmarin und Thymian, 2 EL Olivenöl, Salz und Pfeffer

Zubereitung: Paprikaschoten und Zucchini waschen, putzen und in Streifen bzw. Scheiben schneiden. Die Zwiebel schälen, halbieren und in schmale Streifen schneiden. Knoblauchzehe schälen und ebenfalls in dünne Scheiben schneiden. Die Kirschtomaten waschen und halbieren. Den Rosmarin und Thymian waschen, trocken schütteln und abzupfen.

Das Olivenöl in einer Pfanne erhitzen und die Zwiebel und den Knoblauch darin glasig dünsten. Paprikaschoten dazugeben und ca. 2 Minuten unter Wenden ebenfalls dünsten. Die Gemüsebrühe, die Zucchinischeiben und gehackten Kräuter dazugeben und ca. 2 Minuten köcheln lassen.

Nun die Tomaten noch hinzufügen, mit Salz und Pfeffer abschmecken und auf einem Teller anrichten. Anschließend den Schafskäse darüber bröckeln.

***

Lauwarmer Bohnensalat mit Scampi

<u>Zutaten für 2 Personen:</u> 200g grüne Bohnen (zur Zeitoptimierung gern auch tiefgekühlt) 25 g Walnüsse, Scampi für 2 Personen (ca. 75g), 1/2 Knoblauchzehe, etwas Meerrettich, 1 Limette, 1 TL Agavendicksaft oder Honig, 2 EL Olivenöl, Pfeffer, Salz, etwas Rucola

<u>Zubereitung:</u> Die Bohnen evtl. putzen und in Salzwasser 5 Minuten garen. Bohnen abgießen. Knoblauch putzen und klein hacken. Den Saft der Limette auspressen. Walnüsse grob hacken und in einer Pfanne ohne Öl kurz anrösten und auf einem Teller abkühlen lassen. Scampi abspülen und trocken tupfen. In einer Pfanne Olivenöl erhitzen und die Scampi darin 2-3 Minuten anbraten und den Knoblauch dazugeben.
Den Zitronensaft mit dem restlichen Olivenöl vermengen, den Meerrettich dazugeben und mit dem Agavendicksaft, Salz und Pfeffer abschmecken.
Die noch lauwarmen Bohnen darin wenden und auf einem Teller anrichten. Die Scampi darauf legen, die gehackten Walnüsse darüber streuen und mit etwas Rucola dekorieren.

***

Oma´s Roter Bete Salat

Wenn Sie keine Zeit abends haben, dann kochen Sie die Rote Beete am besten einen Abend vorher schon vor und verarbeiten diese dann am nächsten Tag zum Salat
<u>Zutaten für 2 Personen:</u> 2 Rote Bete, 2 Äpfel, 1 kleine rote Zwiebel, 1/2

Bund Rucola, 100g Krabben, 2 EL Walnüsse, 1/2 TL Meerrettich, 100g Naturjoghurt, 1 EL Limettensaft, 1 TL Agavendicksaft oder Honig, 1/2 Bund Dill, Salz und Pfeffer

Zubereitung: Rote Bete waschen, schälen und in Streifen hobeln. Äpfel waschen, halbieren, entkernen und in Scheiben schneiden. Rucola waschen, trockenschleudern und in Stücke zupfen. Zwiebel in Streifen schneiden. Krabben abspülen und trocken tupfen. Für das Dressing den Joghurt mit Meerrettich, Limettensaft, Agavendicksaft und Dill verrühren und mit Salz und Pfeffer abschmecken. Alles auf einem Teller nett anrichten und das Dressing drüber geben. Mit den geputzten Dillfäden garnieren.

***

Bunter Salat mit Spargel und Walnüssen

Zutaten für 2 Personen: 250 g grüner Spargel,1/2 Fenchelknolle, 150 g Möhren, 1/2 Lollo Rosso, 250 g Cocktailtomaten, 50 g Walnüsse, Limettensaft , Schnittlauch, 1/2 TL saure Sahne, 50 g Naturjoghurt, 1 TL Rapsöl, 1 TL Agavendicksaft oder Honig, Salz und Pfeffer

Zubereitung: Den Spargel 8 Minuten kochen. Zwischenzeitlich den Fenchel in dünne Scheiben schneiden, Möhren raspeln und beides mit Limettensaft beträufeln.
Den Lollo Rosso waschen, trockenschleudern und in Stücke schneiden. Tomaten halbieren. Alles auf einem Teller anrichten.
Für das Dressing den Limettensaft, saure Sahne, Naturjoghurt, Agavendicksaft und das Öl vermengen und mit Salz und Pfeffer abschmecken. Das Dressing über den Salat geben und mit feingehackten Schnittlauchröllchen dekorieren.

***

Steak auf Salat mit Walnuss-Pesto

Zutaten für 2 Personen: Steak für 2 Personen, 250 g gemischter grüner Salat,

Für das Pesto: 25g Walnüsse, 2 getrocknete Tomaten (die können in Öl eingelegt sein oder trocken), 1/2 Knoblauchzehe, ca. 10 ml Olivenöl, Salz und Pfeffer

Für das Dressing: 1/2Knoblauchzehe, frischer Limettensaft, etwas Balsamico, 1/2 TL Senf, Olivenöl, gehackte Petersilie, 1 kleine Knoblauchzehe, Salz und Pfeffer

Zubereitung: Für das Pesto die Walnüsse grob hacken und mit den getrockneten Tomaten und dem Knoblauch in einem Mixer zerkleinern. Anschließend das Öl dazugeben und gut vermischen. Mit Salz und Pfeffer abschmecken.
Für das Dressing die Knoblauchzehe schälen, fein hacken und mit dem Limettensaft, Balsamico und Senf vermischen. Mit Olivenöl und Petersilie verquirlen und mit Salz und Pfeffer abschmecken.
Das Steak nach Wunsch braten bzw. grillen und ggfs. noch 10 Minuten ruhen lassen. Den Salat und das Fleisch auf einem Teller anrichten.
Das Dressing über den Salat träufeln und das Walnuss-Pesto ebenfalls auf den Teller geben.

***

Fitness-Salat mit Kräutern

Zutaten für 2 Personen: 1 Zucchini, 400g gemischte Salate (Bsp: Feldsalat, Rucola, Chicorée etc.), 1 Handvoll gemischte Kräuter (Bsp: Basilikum, Petersilie, Dill), 2 EL Olivenöl, 2 EL weißer Balsamico, 1/2 TL Honig, Salz, Pfeffer

Zubereitung: Zucchini waschen und in dünne, lange Scheiben schneiden. In einer Pfanne etwas Olivenöl erhitzen und die Zucchinischeiben beidseitig anbraten und mit Salz und Pfeffer abschmecken.
Für das Dressing den Essig und Honig mit dem Olivenöl zu einer homogenen Masse vermengen und bei Bedarf mit Salz und Pfeffer abschmecken. Die Salate putzen, waschen, trockenschleudern und in mundgerechte Stücke zupfen. Die Kräuter ebenfalls waschen, trocknen und klein hacken. Diese mit dem Salat vermengen und auf einem Teller anrichten. Die Zucchinischeiben darauf verteilen und mit dem Dressing beträufeln.

***

Geschmorter Radicchio

Zutaten für 2 Personen: 50 g Rucolasalat, 1/2 Radicchio, 25 g Champignons, 1 rote Zwiebeln, 1/2 Knoblauchzehe, 2 Hähnchenbrustfilets, 15 g Walnüsse, 1/2 TL Honig oder Agavendicksaft, Zitronenthymian, Salz, Pfeffer, Rapsöl

Zubereitung: Den Radicchio und Rucola putzen, waschen, trockenschleudern und in mundgerechte Stücke zupfen. Zwiebeln putzen und in Streifen schneiden. Knoblauch putzen und fein hacken. Pilze putzen und ebenfalls in dünne Scheiben schneiden. Thymian putzen, trocknen und fein hacken. Walnüsse fein hacken.

Hähnchenbrustfilets salzen und pfeffern und in einer Pfanne mit etwas Öl beidseitig anbraten. In eine ofenfeste Form geben, die Filets mit Öl einpinseln und im Backofen ca. 8 Minuten grillen. In der Zwischenzeit in der Pfanne die Zwiebeln, den Knoblauch, den Radicchio und die Pilze ca. 5 Minuten dünsten und zum Schluss die Walnüsse und den Thymian untermengen. Alles mit Balsamico und Honig ablöschen und mit Salz und Pfeffer abschmecken. Dieses auf einem Teller anrichten, den Rucola ebenfalls dazugeben und die Hähnchenbrustfilets in kleine Stücke schneiden und auf den Salat legen.

***

Thai-Basilikum-Hähnchen

Zutaten für 2 Personen: 4 Hähnchenbrustfilets, 30 Thai-Basilikum-Blätter (ersatzweise auch normales Basilikum), 1 rote Chilischote, 1 bis 2 Knoblauchzehen, Rapsöl, 6 EL Sojasauce, Honig

Zubereitung: Basilikum waschen, trockenschleudern und die Blätter vom Stiel zupfen.
Hähnchenbrustfilets abbrausen, trockentupfen und in Streifen schneiden.
Chilischote waschen und in feine Streifen schneiden. (Vorsicht scharf. Am besten Sie ziehen Haushaltshandschuhe zum Schneiden an.) Knoblauch schälen und fein hacken.
Das Öl in einem Wok erhitzen und die Basilikumblätter darin sehr schnell frittieren lassen. Herausnehmen und auf ein Küchenpapier legen, damit das überschüssige Öl abtropfen kann.
Soviel Öl aus dem Wok abgießen, dass ca. 2 EL an Menge Öl noch im Wok zurückbleibt. Darin die Hähnchenstreifen, den Knoblauch und die Chilischoten unter Rühren anbraten. Sojasauce und Honig (je nach Geschmack) zugeben und unter weiterem Rühren 4 Minuten köcheln lassen.

Das frittierte Basilikum wieder dazugeben, kurz mit garen und alles auf einem Teller anrichten.

***

Tomatensalat mit Tintenfisch

Zutaten für 2 Personen: 350g Kirschtomaten, 400g küchenfertige Tintenfischringe, 1/2 Lauchzwiebel, 75g schwarze Oliven ohne Stein, 1 Orange, 10 g Pinienkerne, frischer Basilikum, 1 EL Traubenkernöl, 2 EL weißer Balsamicoessig, Olivenöl, Salz und Pfeffer

Zubereitung: Pinienkerne in einer Pfanne ohne Öl kurz anrösten und abkühlen lassen.
Tomaten waschen, putzen und vierteln. Die Oliven in kleine Stücke schneiden. Die Lauchzwiebeln waschen, putzen und in kleine Ringe schneiden. Bei Bedarf können diese in ein wenig Olivenöl kurz angedünstet werden. So sind diese für viele verträglicher.
Für das Dressing die Orange auspressen. Den Saft mit Traubenkernöl, Balsamicoessig, Salz und Pfeffer mischen.
Die Tomaten, Lauchringe und Oliven mit dem Dressing vermengen und auf einem Teller anrichten.
Die Tintenfischringe kalt abbrausen, trockentupfen und in einer Pfanne mit heißem Olivenöl ca. 3 bis 4 Minuten unter wenden anbraten. Mit Salz und Pfeffer abschmecken und auf dem Salat anrichten.
Mit Pinienkernen und den gezupften Basilikumblättern dekorieren.

***

Italienischer Nudelsalat

Zutaten für 2 Personen: 200g kurze Nudeln (am besten Vollkorn oder Dinkelnudeln), 100g in Öl eingelegte getrocknete Tomaten, 1 Knoblauchzehe, 250g Tomaten, Pinienkerne, 1 Bund frische Basilikum, Olivenöl, weißer Balsamicoessig

Zubereitung: Die Nudeln nach Packungsanweisung kochen.
In der Zwischenzeit die getrockneten Tomaten kleinschneiden. Die Hälfte davon wegnehmen (für das Pesto). Die Knoblauchzehen putzen und grob hacken. Auch vom Knoblauch die Hälfte beiseite stellen. Die Pinienkerne in einer Pfanne ohne Öl anrösten und abkühlen lassen.
Die Tomaten waschen, putzen und vierteln. Basilikum waschen und die Blätter klein zupfen.
Nun die Hälfte der getrockneten Tomaten, die Hälfte des gehackten Knoblauchs und die Hälfte der Pinienkerne mit einem Pürierstab fein pürieren.
Dieses mit 3 EL Olivenöl, 3 EL Balsamicoessig, 3 EL Wasser, Salz und Pfeffer vermengen und die restlichen getrockneten Tomaten und den restlichen Knoblauch untermengen.
Nudeln mit den Tomaten, dem Dressing, Basilikum und den restlichen Pinienkernen vermengen und servieren.
Bürotipp: Dieses Gericht lässt sich gut am Abend vorbereiten und am nächsten Tag ins Büro mitnehmen.

***

Spinat mit Pinienkernen und Fetakäse

Zutaten für 2 Personen: 250 g frischen Blattspinat (alternativ auch tiefgekühlt), 1 bis 2 Knoblauchzehen, halber Fetakäse, Pinienkerne, Limettensaft, Olivenöl, Salz und Pfeffer

Zubereitung: Den Blattspinat waschen und in kochendem Salzwasser kurz blanchieren. Sofort im Eiswasser abschrecken und abtropfen lassen. Den Knoblauch schälen und fein hacken.
Pinienkerne in einer Pfanne ohne Öl anrösten, herausnehmen und abkühlen lassen.

Aus dem Limettensaft, Olivenöl, Salz und Pfeffer eine Marinade herstellen und diese mit dem Knoblauch zusammen in eine Pfanne geben. Den Spinat dazugeben und kurz (ca. 2 Minuten) dünsten lassen. Nun den Fetakäse hinein bröseln, vermengen und auf einem Teller anrichten. Die Pinienkerne darüber streuen.

***

Gemüse-Carpaccio

Zutaten für 2 Personen: Je 100 g Kohlrabi und Tomaten, 75 g Zucchini,50 g Karotten,1 EL Pinienkerne, 1/2 Bund Basilikum, 3 EL Olivenöl, 1 bis 2 EL Sanddornessig (alternativ Apfelessig), Salz, Pfeffer

Zubereitung: Kohlrabi und Zucchini putzen und in dünne Scheiben schneiden. Auf einem Teller anrichten. Die Karotten mit einem Sparschäler schälen und in lange Scheiben schälen. Diese ebenfalls auf dem Teller anrichten.
Die Pinienkerne in einer Pfanne ohne Öl kurz anrösten und abkühlen lassen. Die Basilikumblätter waschen und klein zupfen. Die Tomaten waschen, putzen und in kleine Würfel schneiden. Die fein gewürfelten Tomaten und Pinienkerne über das Gemüse-Carpaccio geben.
Für das Dressing das Olivenöl, den Sanddornessig und den fein gehackten Knoblauch miteinander vermengen und mit Salz und Pfeffer abschmecken.
Das Dressing über das Gemüse verteilen und mit den gezupften Basilikumblättern dekorieren.

***

Schollenfilet auf Spinat

Zutaten für 2 Personen: 200g Schollenfilet, 400g jungen Blattspinat, 4 Tomaten, 30g schwarze Oliven ohne Stein, 2 EL Olivenöl, Salz und

Pfeffer, Basilikum

Zubereitung: Die Oliven klein hacken und in einer Pfanne mit Olivenöl erhitzen. Mit Salz, Pfeffer sowie Basilikum würzen und aus der Pfanne herausnehmen.
Das Schollenfilet waschen, trocken tupfen und salzen und pfeffern.
Den Blattspinat in Salzwasser blanchieren und im Eiswasser abschrecken.
Tomaten waschen und in Scheiben scheiden.
Das restliche Olivenöl in der Pfanne erhitzen und die Tomatenscheiben darin andünsten. Den Spinat dazugeben und den Fisch darauf legen. Das Ganze zugedeckt und bei geringerer Hitze ca. 10 bis 15 Minuten dünsten lassen. Sie müssen hierbei nur darauf achten, dass genügend Flüssigkeit in der Pfanne ist, damit die Tomaten nicht anbrennen und der Fisch aufgrund des sich bildenden Wasserdampfes auch garen kann.
Den Fisch mit dem Gemüse auf einem Teller anrichten und die Oliven darüber streuen.

***

Champignon-Brokkoli-Pfanne mit Hähnchenbrust

Zutaten für 3 Personen: 150 g frische Champignons, 1 Brokkoli, 3 rote Paprika (gern auch gelbe oder gemischt), 1 kleine Zwiebel, frischer Knoblauch, 3 Hähnchenbrustfilets, 1 EL Frischkäse, Salz und Pfeffer, Gemüsebrühe (selbst gemacht)-es geht auch Wasser

Zubereitung: Den Brokkoli in der Gemüsebrühe bissfest garen. Sie können natürlich auch statt der Gemüsebrühe Wasser verwenden, der Geschmack ist dann weniger intensiv. Anschließend im eiskalten Wasser abschrecken, damit der Brokkoli schön grün bleibt. Champignons putzen und vierteln. Paprika putzen und in Streifen oder Würfel schneiden. Zwiebel und Knoblauch klein hacken.

Hähnchenbrustfilets ebenfalls in etwas Olivenöl kross anbraten, herausnehmen und mit Bärlauch- oder Basilikumpesto auf einer Seite einpinseln. In den Backofen (am besten mit Umluft) zum Nachgaren geben.

Nun die Champignons, Paprika, Zwiebel und Knoblauch (bitte auch in dieser Reihenfolge, sonst werden die Zwiebel und der Knoblauch zu dunkel) in einer Pfanne mit etwas Olivenöl dünsten und mit Frischkäse „abbinden".

Hähnchenbrustfilets aus dem Ofen nehmen und mit dem Gemüse zusammen anrichten.

Über mich

Damit Sie überhaupt wissen, wer hier Ratschläge und Tipps gibt, möchte ich mich Ihnen hier kurz vorstellen.

Ich bin 39 Jahre und Mutter einer wundervollen 10-jährigen Tochter. Ich bin gelernte Gesundheitsökonomin, Pharmareferentin und Entspannungscoach und seit über 10 Jahren im Gesundheitssektor tätig. Seit dieser Zeit beobachte ich, dass nicht nur die Anzahl der übergewichtigen Personen tendenziell massiv ansteigt und viele Betroffene eine absolut falsche Vorstellung vom GESUNDEN Abnehmen und gesunder Ernährung haben.

Auch scheinbar gesunde Personen klagen zunehmend über Rücken- und Nackenproblemen, Antriebslosigkeit und allgemeiner Müdigkeit. Viele sehen ihren Job nur noch als Belastung und notwendiges Übel an.

Zahlreiche sogenannte Volkskrankheiten nehmen immer mehr zu. Diese entstehen häufig erst dadurch, dass man sich über Jahre hinweg falsch ernährt bzw. grundsätzlich eine falsche Lebensweise führt. Betroffene rennen dann von Arzt zu Arzt und nehmen über die Jahre hinweg massenhaft Medikamente ein. Diese beheben aber eben nur die Symptome. Leider wird oft nicht auf die Ursache eingegangen.
Wir leben einfach falsch.

Ich möchte Ihnen mit diesem Buch die Zusammenhänge zwischen der Nahrungsaufnahme und den Auswirkungen auf unseren Körper darstellen. Ich möchte Ihnen bewusst machen, warum wir uns so krank, müde und schlapp fühlen. Ich möchte Ihnen weiterhin zeigen, wie Sie trotz Beruf und Alltagsstress Schritt für Schritt kleine, aber äußerst effektive Veränderungen in Ihren Alltag einbauen können und somit wieder fitter, vitaler, gesünder und leistungsfähiger werden und bleiben.

All meine Tipps wende ich selbst erfolgreich an. Sie sind in jeden Alltag integrierbar. Gesundheit ist unser wichtigstes Gut. Jedoch erkennen die meisten von uns den Stellenwert der Gesundheit erst durch die Krankheit! Lassen Sie sich Ihre Gesundheit etwas kosten, bevor es Sie Ihre Gesundheit kostet.

Bleiben Sie gesund
Birgit Henke

Quellenverzeichnis

Statista: http://de.statista.com/; Zeitschrift Brain Research; Zeitschrift „Physiology and Behavior"; Anatomie, Physiologie, Patophysiologie des Menschen von Tews, Mutschler, Vaupel AHAB Akademie;

Fotos auf der Umschlag-Rückseite:

4989245R00064

Printed in Germany
by Amazon Distribution
GmbH, Leipzig